Heilke Bruns

# „Am Anfang war Berührung"

## Kontaktimprovisation

---

## Auswirkungen auf Körperbewußtsein,
## Bewegungsverhalten
## und musikalische Improvisation

Dieses Forschungsprojektes wurde von 1997 bis 1998 im Rahmen des Hochschulsonderprogrammes an der Hochschule für Musik und Theater in Hamburg von Heilke Bruns durchgeführt und von Frau Prof. Dr. Juliane Ribke betreut.

„Am Anfang war Berührung"
(Aristoteles)


„Contactimprovisation ermöglicht es, mit einer fremden
Person zu tanzen, ohne vorher abzusprechen, wie es geht.
Die eine Hälfte des Namens ist Improvisation. Es ist
Bewegung ohne Ziel oder Planung. Das In-Berührung-
Sein mit einer Partnerin, das Spüren beider physikalischer
Gewichte und die Hingabe an die physikalischen Kräfte
ermöglichen eine gegenseitige Freiheit zu einer körperli-
chen und geistigen Bewegung." (Steve Paxton)

Kontaktadresse:
Heilke Bruns c/o TRIADE
Zentrum für Tanz und Performance
Bernstorffstr. 117, 22765 Hamburg

Alle Fotos sind Videoprints aus dem Video 'Kontaktimprovisation und Musikalität'.
Layout: Nicoletta Molnar
Herstellung: Libri Books on Demand

ISBN 3-898 11-936-X

# Inhaltsverzeichnis

## C   Methodischer Teil

## D   Darstellung der Ergebnisse

# E   Diskussion der Ergebnisse

# Vorwort

1989 begegnete mir die Tanzform Kontaktimprovisation. Ich war von dieser Tanzform sofort fasziniert und konnte stundenlang tanzen, ohne dabei müde zu werden. Nach dem Tanzen fühlte sich mein Körper wohl und geschmeidig an. Beim Tanzen kam ich in einen Zustand, den ich rückblickend als Flowerleben bezeichnen würde. Die Bewegungen kamen wie von selbst und kosteten keine Mühe. Mein Körper kam ins Fließen und meine Gedanken auch. Während des Tanzens kamen mir interessante Ideen, Gedanken und Erinnerungen. Nach solchen Tanzerlebnissen verspürte ich oft eine große Lust, mich an das Klavier zu setzen, um zu improvisieren und meiner freigelegten Kreativität freien Lauf zu lassen.

Wie kommt es zu diesem angenehmen Körpergefühl und warum ist diese Tanzform so inspirierend? Das waren Fragen, die sich mir im Laufe der Zeit stellten. Gleichzeitig beschäftigte ich mich durch meine Unterrichtstätigkeit im Fach Psychomotorik mit der Bedeutung der sogenannten Nahsinne für die kindliche Entwicklung. Unter den Nahsinnen werden in dieser Arbeit der Tastsinn, der Gleichgewichtssinn und der propriozeptive Sinn verstanden, also alles Sinne, die Auskunft über den eigenen Körper und dessen unmittelbare Umgebung geben. Mir fiel auf, daß genau diese Sinne bei der Kontaktimprovisation zum Einsatz kommen. Das Tasten über die Haut, das Spiel mit dem Gleichgewicht und das Spüren der eigenen Bewegung stehen hier im Vordergrund. Ich wollte herausfinden, wie sich dieses Tanzen auf das Körperbewußtsein und das Bewegungsverhalten auswirkt. Weiterhin interessierte mich der Zusammenhang von Kontaktimprovisation und Musikalität.

Im Rahmen des Hochschulsonderprogrammes (HSP III) konnte ich von 1997 bis 1998 ein Forschungsprojekt mit dem Titel 'Kontaktimprovisation und die Auswirkungen auf Körperbewußtsein, Bewegungsverhalten und musikalische Improvisation' an der Hochschule für Musik und Theater in Hamburg durchführen. Das Projekt fand mit einer Gruppe von interessierten MusikstudentInnen statt und gliederte sich in einen praktischen und in einen empirischen Teil. Im praktischen Teil führte ich die StudentInnen ein Semester lang in die Grundlagen der Kontaktimprovisation ein. Im darauf folgenden Semester arbeiteten wir zusätzlich mit dem Transfer von Tanzerfahrungen in die musikalische Improvisation. Im empirischen Teil wurden die StudentInnen befragt, wie sich das Tanzen von Kontaktimprovisation auf ihr Körperbewußtsein, ihr Bewegungsverhalten und ihr musikalisches Improvisationsverhalten auswirkt.

Diese Arbeit dokumentiert das gesamte Forschungsprojekt, angefangen mit der Entwicklung der Fragestellung bis hin zur Darstellung und Diskussion der Ergebnisse. Im Zusammenhang mit dem Forschungsprojekt habe ich zusammen mit Hartmut Sebel das Video 'Kontaktimprovisation und Musikalität' erstellt, um die Tanzform Kontaktimprovisation und die Arbeit an dem Transfer von Tanzerfahrungen in die musikalische Improvisation zu veranschaulichen. Dieses Video ist unter der oben genannten Kontaktadresse zu erhalten. Alle in der Dokumentation verwendeten Bilder sind dem Video entnommen.

Anmerkung: In dieser Dokumentation wurde versucht, im Plural die weibliche Schreibweise durch Benutzung von großgeschriebenen Endsilben (wie z.B. TeilnehmerInnen) miteinzubeziehen. Im Singular wurde der Lesbarkeit halber die männliche Schreibweise gewählt.

# A  Kontaktimprovisation – Das Wiederauftauchen der Sinne im Tanz

## 1. Das Schwinden der Sinne

In unserer heutigen Gesellschaft läßt sich zunehmend von einem Schwinden der Sinne sprechen.[1] Die sogenannten Nahsinne - der Tastsinn, der Gleichgewichtssinn und der Bewegungssinn - werden immer mehr in den Hintergrund gedrängt, während der visuelle Sinn wie auch der auditive Sinn oft überreizt und überbeansprucht werden. Forscher aus verschiedenen geistes- und gesellschaftswissenschaftlichen Richtungen sprechen von einer *„fortschreitenden Ent-Sinnlichung im Handeln und Denken, von einer falschen äußerlichen Disziplinierung, von Lebensentzug, von einer Abtreibung an Sinnesbewußtsein und Körpergeschick.“*[2] Auch Ribke weist darauf hin, daß insbesondere die *„Nahsinne wie Haut- bzw. Berührungssinn und kinästhetischer Sinn“* vernachlässigt werden, während *„die Fernsinne überbeansprucht- besser: fehlbeansprucht“* werden.[3] Als besonders gravierend nennt sie die Vernachlässigung cutaner Stimulation: *„Wird das Bedürfnis nach Hautkontakt nicht in frühestem Alter befriedigt, ist die Entwicklung des Urvertrauens gefährdet und damit die erst positive Weichenstellung beim Erwerb bzw. der Verdichtung von Ich-Identität vertan.“*[4] Dieses Phänomen der 'Entsinnlichung' ist eine Folge der technisch-industriellen Entwicklung. Durch die Allgegenwärtigkeit der Medien werden der visuelle aber auch der auditive Sinn mit einem ständigen Reizangebot überflutet.

---

1    Diesen Titel trägt ein Fernsehfilm von Reinhard Kahle, 1992
2    zur Lippe 1982, S. 15
3    Ribke 1995, S. 69
4    a. a. o.

Neben der Ent*sinn*lichung führt eine weit verbreitete Bewegungsarmut am Arbeitsplatz zur Körperentfremdung und Körperdistanzierung. Der Arbeitsalltag von Erwachsenen findet meist sitzenderweise am Schreibtisch und vor dem Computer statt. Dem spontanen Bewegungsbedürfnis kann nicht mehr nachgegangen werden, bis es gar nicht mehr gespürt und somit verschüttet wird. Durch die zunehmende Technisierung und Automatisierung der Arbeits- und der Alltagswelt sind Bewegungshandlungen auf das Ausführen von minimalen Bewegungen, wie z. B. das Drücken von Knöpfen oder Tasten beschränkt. Bewegungshandlungen sind nicht mehr motorisch-sinnlich erlebbar und dadurch auch nicht mehr körperlich-geistig nachvollziehbar. Minimalbewegungen werden zu Auslösern von *„unsichtbaren, verborgenen Prozessen, die häufig nur 'Eingabe' und 'Resultat' kennen, während die Zwischenphasen fehlen."* [5]

Uexküll spricht von einem 'Zuviel' an äußeren Eindrücken und von einem 'Zuwenig' an unmittelbaren sinnlichen Eindrücken, insbesondere von einem *„Mangel an taktil-propriozeptiv-kinästhetischen Sensationen".*[6] Diese unausgewogene Beanspruchung des Menschen führt dazu, daß er sich zunehmend von seinem Körper mit den ihm eigenen vitalen Bedürfnissen entfremdet, was zur Entstehung von Krankheiten und psychosomatischen Störungen führen kann.

Um der Entsinnlichung im Arbeitsalltag und in der Erziehung entgegenzuwirken, muß die Pädagogik Situationen schaffen, die wiederum das direkte, körperlich-sinnliche Erleben von Welt möglich machen. Rumpf fordert in seinem Buch 'Die übergangene Sinnlichkeit', daß *„etwas am eigenen Leibe erfahren und berührt, betastet und gespürt"* werden müsse, um gelernt zu werden.[7] Der Tastsinn und der kinästhetische Sinn sind im Zusammenhang mit Lernprozessen von äußerster Wichtigkeit.

---

5      Uexküll 1994, S. 47
6      a.a.O.
7      vgl. Rumpf 1988

Bei der Kontaktimprovisation kommen genau diese Sinne in besonderem Ausmaß zum Einsatz. Die Tanzenden erfahren eine Fülle von taktilen und kinästhetischen Sensationen. Im Unterschied zu anderen Tanzformen, bei denen eher der visuelle Sinn dominiert, spielen der Tastsinn und der kinästhetische Sinn bei der Kontaktimprovisation eine bis dahin ungewöhnliche Rolle. In den folgenden Kapiteln soll die Tanzform Kontaktimprovisation und ihre Entstehungsgeschichte genauer beschrieben werden.

## 2. Darstellung der Tanzform Kontaktimprovisation

Kontaktimprovisation ist eine Form des Neuen Tanzes, die sich in den siebziger Jahren in Amerika entwickelt hat. Im Unterschied zu anderen Tanzformen, wie dem klassischen Ballett und dem modernen Tanz, bei denen die äußerlich sichtbare Form der Bewegung eine entscheidende Rolle spielt, steht bei der Kontaktimprovisation die Wahrnehmung der Bewegung im Vordergrund. Das unmittelbare Erleben von Berührung und Bewegung sind die Quelle für den Tanz. Es kommt nicht so sehr auf die äußere Form der Bewegung an, sondern mehr auf das Erspüren der eigenen Bewegungsimpulse und den Kontakt der Tanzenden miteinander. Folgende tanzgeschichtlichen Strömungen trugen zur Entstehung von Kontaktimprovisation bei.

### 2.1 Entstehungsgeschichte der Kontaktimprovisation

Zu Beginn der 50er Jahre fand im Tanz eine radikale Abkehr vom Tanzexpressionismus statt. Tanz wurde nicht mehr als Ausdruckskunst, als expressive Vermittlung eines narrativen Stoffes verstanden, sondern als 'reine Bewegung', als eine sich selbst genügende Wirklichkeit. Bewegung hatte nichts mehr zu bedeuten, sondern nur noch zu sein.[8]

---

8    vgl. Thielebein 1994, S. 39

In den sechziger Jahren begannen Künstler wie Trisha Brown und Steve Paxton, mit der Schwerkraft zu experimentieren. Was passiert, wenn das Spiel mit den physikalischen Gesetzen wie Schwerkraft, Fliehkraft, Momentum und Hebelwirkung der Ausgangspunkt für die tänzerische Bewegung sind? Was passiert, wenn zwei Personen sich in ständigem Körperkontakt befinden, sich gegenseitig ihr Gewicht geben, sich heben oder sich der Schwerkraft überlassen und gemeinsam zu Boden gehen? Zehn Jahre später ließ Steve Paxton die TänzerInnen eines Sommer-Workshops mit diesen Gesetzmäßigkeiten experimentieren. Auch Alltagsbewegungen wie Gehen, Stehen und Laufen bezog er in seine Bewegungsforschungen mit ein. Für ihn stand die Physikalität von Bewegung im Vordergrund und nicht ein bestimmter dramatischer Inhalt, der durch Bewegung zum Ausdruck gebracht werden sollte.

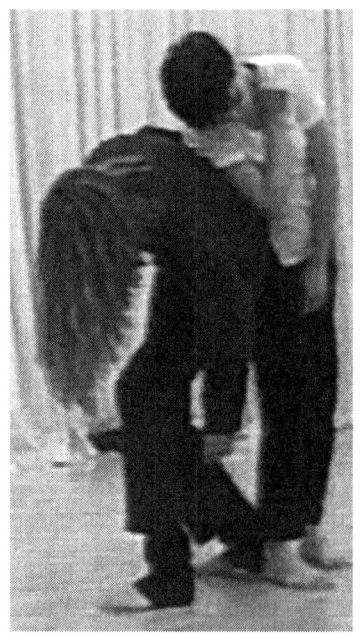

Paxton arbeitete mit dem Bewußtwerden von Körperprozessen und -funktionen. Die TänzerInnen sollten ihren Körper genau erspüren und aus diesem Körperbewußtsein heraus Bewegungen entwickeln. Paxton suchte nach Wegen „*to make movement arise*".[9] Es ging ihm vielmehr um das Zulassen und Finden von Bewegungen, als um das willentliche Erfinden von Bewegungen. Die Kunst des ‘Sich-Lassens’ entwickelte sich gegenüber der Kunst des ‘Sich-Haltens’ anderer akademischer Tanzformen.

Ein weiterer wichtiger Gesichtspunkt, der zur Entwicklung von Kontaktimprovisation beitrug, lag in der Demokratisierung der Sinne. Die Priorität des visuellen Sinnes wurde aufgegeben, während die anderen Sinne und ihre Bedeutung beim Tanzen zunehmend erforscht

---

9    zitiert nach Nowack 1990, S. 53

und entwickelt wurden. Dieser Prozeß wird bei der Kontaktimprovisation durch die entscheidende Rolle, die der Tastsinn bei der Bewegungsfindung spielt, besonders deutlich. Nicht der visuelle Sinn dominiert die Bewegung, sondern die genaue Körperwahrnehmung, das unmittelbare Erleben von Berührung und Bewegung und das Spiel mit den Reflexen sind die Auslöser für den Tanz.

Auch an anderen Innovationen innerhalb des Neuen Tanzes lassen sich Demokratisierungstendenzen aufzeigen. Die Improvisation wurde als eigenständige Bühnenform erforscht und entwickelt. In Abwendung vom klassischen Tanz, bei dem lange vorher einstudierte Choreographien auf der Bühne gezeigt wurden, begannen die TänzerInnen auf sogenannten *Performances* ohne große vorherige Absprachen miteinander zu improvisieren. Die vorher bestehende Hierarchie zwischen Choreograph und Tänzer wurde aufgelöst. Jeder Tänzer wurde sozusagen als Mitchoreograph am Entstehen der Performance beteiligt.

Wie der Name schon sagt, spielt die Improvisation bei der Kontaktimprovisation eine entscheidende Rolle. Die Bewegungen werden nicht geplant, sondern entstehen jeden Moment neu aus dem Bewegungsspiel mit dem Partner heraus. *„Erfinden und Ausführen der Bewegung geschehen zur gleichen Zeit und sind im Moment ihres Entstehens schon wieder vergangen.“*[10] Die Wachheit und Präsenz für den momentanen Augenblick sind entscheidend.

## 2.2 Prinzipien der Kontaktimprovisation

Kontaktimprovisation ist im ursprünglichen Sinne eine Duettform, sie kann aber auch alleine oder zu mehreren getanzt werden. Auch wenn beim Kontakttanzen überwiegend improvisiert wird, lassen sich einige Prinzipien aufzeigen, anhand derer die Tanzenden ihre Bewegungen entwickeln.

---

10   Brinkmann 1990, S. 46

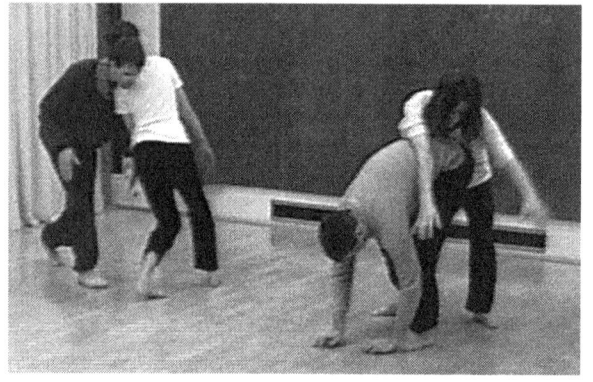

**- Der rollende Kontaktpunkt**
Zwei Personen finden einen gemeinsamen Berührungspunkt und lassen diesen über ihren Körper wandern. Dabei bewegen sie sich auf spiralige Weise umeinander herum. Der Kontaktpunkt kann flächig oder punktuell sein, die PartnerInnen können sich mit diesem Kontaktpunkt durch den Raum bewegen oder ihn von einer Körperstelle zur anderen springen lassen. Die Aufmerksamkeit ist die ganze Zeit auf den gemeinsamen Kontaktpunkt und die sich dabei ergebenden Bewegungsmöglichkeiten gerichtet. Der Kontaktpunkt muß allerdings nicht die ganze Zeit über aufrechterhalten werden. Die Tanzenden können sich ihren Impulsen entsprechend in den Körperkontakt mit einer Partnerin hinein und auch wieder heraus bewegen.

**- Gewicht geben und nehmen**
Die PartnerInnen geben ihr Gewicht in die Kontaktfläche mit dem Partner oder mit dem Boden ab. Beim Tanzen bewegen sie sich in die Kontaktfläche hinein und kommen so in ein ständiges Wechselspiel zwischen Tragen und Getragenwerden. Das Maß des Gewichtabgebens kann sehr unterschiedlich sein. Es reicht von einer leichten Berührung, z. B. die Hand berührt die Schulter des Partners,

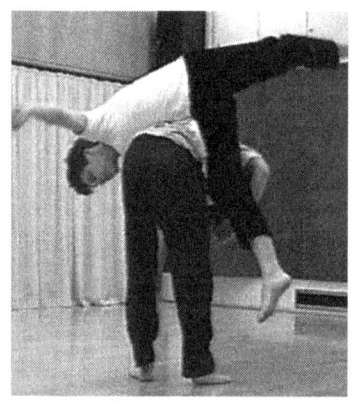

über die partielle Abgabe von Körpergewicht, z. B. die eine Person lehnt mit ihrem Oberkörper am Rücken ihres Partners, bis hin zur Abgabe des gesamten Körpergewichtes, z. B. eine Person schwebt waagerecht auf dem Rücken ihres Partnes. Durch die gegenseitige Unterstützung beim Bewegen durch den Raum entstehen vielfältige Bewegungsmöglichkeiten, welche ohne die Unterstützung des Partners nicht möglich wären.

- Spiel mit dem Ebenenwechsel

Der Tanz entwickelt sich dreidimensional durch alle
Raumebenen hindurch. *Rollen - kriechen - krab-*
*beln, springen - fliegen - fallen* sind Bewegungsabläufe, die bei der Kontaktimprovisation auftauchen.
Am Anfang spielt der Boden eine wichtige Rolle.
Der Boden als ein Ort, an dem Bewegung statt finden
kann, wird wieder entdeckt. Die Tanzenden finden,

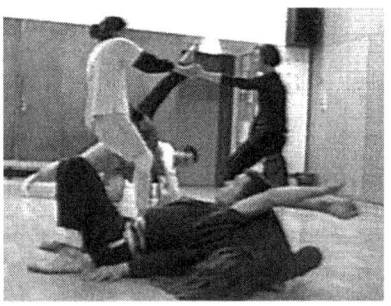

mit Schwerkraft, Auftrieb und Momentum experimentierend, die unterschiedlichsten Raumwege von der unteren über die mittlere bis in die hohe Raumebene hinein und wieder zurück.

# 3. Die frühe Entwicklung der Nahsinne

Ayres hat in ihrem Buch 'Bausteine der kindlichen Entwicklung' die funda-
mental wichtige Bedeutung der sogenannten Nahsinne herausgearbeitet. Unter
den Nahsinnen werden die Sinne verstanden, die in erster Linie Auskunft über
den eigenen Körper und über die unmittelbare Außenwelt geben. In der neue-
ren Literatur werden sie auch als die basalen Sinne bezeichnet. Zu den Nahsinnen zählen der Tastsinn, der Gleichgewichtssinn und der propriozeptive Sinn.

Die Bedeutung dieser Basissinne kann auch an ihrer frühzeitigen Entwicklung
im Mutterleib erkannt werden. Nach Ayres ist das taktile System das *„erste sen-*
*sorische System..., welches sich im Mutterleib entwickelt und das bereits voll*
*funktioniert, wenn optische und akustische Systeme sich erst zu entwickeln*
*beginnen."*[11] Ebenso beginnt der Gleichgewichtssinn schon in der zehnten bis
elften Woche zu funktionieren, so daß der Fötus die Bewegungen der Mutter
wahrnehmen kann und seine ersten Erfahrungen mit der Schwerkraft macht.

---

11   Ayres 1984, S. 47

Cohen weist darauf hin, daß die Wahrnehmung von Bewegung die erste Wahrnehmung ist, die ein Fötus im Mutterleib macht. Das läßt sich daran erkennen, daß die Gleichgewichtsnerven als erstes myelinisieren, also eine fettige isolierende Schicht entwickeln, so daß Informationen schneller weitergeleitet werden können. So kann der Fötus die Bewegungen der Mutter registrieren. Frühzeitige Myelinisierung ist ein Zeichen für die essentielle Bedeutung dieser Sinneswahrnehmung.[12] Bisher ging man immer davon aus, daß die Sinne erst funktionieren können, wenn das Nervensystem vollständig ausgereift ist. Heute weiß man, daß Funktionen schon da sind, bevor das Nervensystem ausgereift ist und daß die Wahrnehmung von Reizen und die Reaktion auf diese die Ausbildung des Nervensystems überhaupt erst möglich machen. Das Nervensystem entwickelt sich sozusagen im Zuge des allmählichen Funktionierens von Sinneswahrnehmungen und Bewegungsreaktionen.[13] Für Ayres sind die basalen Sinne das fundamentale Bezugssystem für alle anderen Sinnessysteme und bilden die Bausteine der emotionalen Stabilität.[14]

In den folgenden Kapiteln wird auf die einzelnen Sinne und deren Bedeutung genauer eingegangen. Anschließend wird aufgezeigt, auf welche Art und Weise diese Sinne bei der Kontaktimprovisation zum Einsatz kommen.

## 3.1 Der Tastsinn

Die Haut ist unser größtes Sinnesorgan. Sie umhüllt den ganzen Körper. In ihr liegen über den ganzen Körper verteilt die Tastrezeptoren, die Berührung, Druck und Temperatur wahrnehmen und weiterleiten. Die Haut wie auch das zentrale und periphere Nervensystem haben sich beide aus dem Ektoderm, aus der äußeren Zellschicht entwickelt, was auf das enge Zusammenspiel von Berühren, Begreifen und Denken hinweist. So *„ist der Berührungsreiz von großer Bedeu-*

---

12    vgl. Cohen 1993, S.115
13    vgl. Zimmer 1996, S. 45
14    vgl. Ayres 1984, S.89

*tung für die gesamte nervale Organisation. Ohne ausreichende taktile Stimulierung tendiert das Nervensystem dazu, aus dem 'Gleichgewicht' zu kommen.* "[15]

Nach Hinrichsen (1991) beginnt der Tastsinn schon in der achten Woche zu funktionieren, was an ersten motorischen Reaktionen auf Berührungsreize deutlich wird. In der Gebärmutter erfährt der Fötus eine Vielfalt an Berührungsreizen. Durch das schwerelose Treiben im warmen Fruchtwasser kommt es zu sanften Berührungen mit der Gebärmutterwand, der Nabelschnur und dem eigenen Körper. Im späteren Stadium, wenn es in der Gebärmutter eng wird, übt die Gebärmutterwand einen permanenten Druck auf den Körper des Fötus aus. Seewald spricht von ersten Erfahrungen *„des Widerstandes und der Grenzen sowie - verbunden damit - des Umschlossen- und Gehaltenseins".*[16] Bei jeder Bewegung erhält der Fötus taktile Rückmeldungen von der Gebärmutterwand und von seinem eigenen Körper. Bewegungen lösen Berührungserfahrungen aus, welche wiederum der Auslöser für weitere Bewegungen sein können. Cohen schreibt dazu: *„Bewegung und Berührung entwickeln sich gleichzeitig. Berührung ist die andere Seite von Bewegung. Als erstes erfahren wir diese Sinne im Mutterleib. Wenn wir uns im Mutterleib bewegen, wird unsere Haut durch das Fruchtwasser und die Gebärmutterwand stimuliert. Auf diese Art und Weise entdecken wir Berührung und Bewegung gleichzeitig."*[17]

Bei der Kontaktimprovisation spielen Berührung und das Tanzen mit Körperkontakt eine besondere Rolle. Das Tasten ist nicht auf die Hände beschränkt, sondern weitet sich auf die gesamte Hautoberfläche aus. Durch das 'Rollenlassen des Kontaktpunktes' werden immer wieder neue Hautflächen berührt und aktiviert. Der ganze Körper tastet und wird getastet. Die Initiierung von Bewegung durch Berührung unterscheidet die Kontaktimprovisation am deutlichsten

---

15    Ayres 1984, S.47
16    Seewald 1992, S. 267
17    vgl. Cohen, Berührung und Bewegung, unveröffentlichtes Manuskript

von allen anderen Tanzrichtungen.[18] Diese Art von Berührungen beim Tanz kommen im Alltag unserer westlichen Zivilisation außer in Liebesbeziehungen und in der frühen Mutter-Kind-Beziehung äußerst selten vor. Gaigg vermutet, daß berührungsarme Gesellschaften wie die USA und England eine so berührungsbetonte Tanzform wie Kontaktimprovisation fast notwendig erscheinen lassen.[19]

## 3.2 Der Gleichgewichtssinn

Auch der Gleichgewichtssinn entwickelt sich schon früh im Mutterleib. Er befindet sich im Innenohr und meldet jegliche Bewegungen des Kopfes und alle Veränderungen desselben in Bezug zur Schwerkraft. Weiterhin werden die Geschwindigkeit und Richtung einer Bewegung, wie auch deren Beschleunigung und Verlangsamung registriert. Bevor der Fötus selbst bewegungsfähig wird, kann er wahrnehmen, wie er im geschützten Milieu des Fruchtwassers bewegt, geschaukelt und gewiegt wird. Diese Bewegungswahrnehmungen werden über den Gleichgewichtsnerv an das sich entwickelnde Nervensystem weitergeleitet und dort als 'Gelebtheitsspur'[20] gespeichert. In einem späteren Stadium stimuliert der Embryo auch durch eigene Bewegungen sein Gleichgewichtssystem. Anhand von Ultraschalluntersuchungen kann man beobachten, daß Embryos im Fruchtwasser Purzelbäume schlagen und sich drehen und wenden.

Im Hirnstamm sitzen die vestibulären Kerne, in denen alle Informationen des Gleichgewichtssystems mit den Informationen, die von den Propriozeptoren in den Muskeln und Gelenken kommen, verknüpft werden. So entsteht eine genaue Wahrnehmung darüber, wie sich der eigene Körper bewegt und wie er sich zur Schwerkraft verhält. Sowohl Ayres wie auch Kiphard kommen zu dem Schluß, daß *„die Gleichgewichtsreizung eine elementare Kraft darstellt, die alle anderen*

---

18    vgl. Gaigg 1988, S. 41
19    vgl. Gaigg, 1988, S. 43
20    vgl. Seewald 1992, S. 259

*Sinnesempfindungen anregt, reguliert und integriert. Dabei wird offensichtlich die ganze sensomotorische und psychomotorische Entwicklung stimuliert. Je vielfältiger die vestibulären Funktionen trainiert werden, desto sicherer und erfolgreicher wird sich das betreffende Kind in seiner Umwelt bewegen und in ihr handeln können".*[21]

Kinder suchen nach einer vielfältigen Stimulation des Gleichgewichtssinnes. Sie klettern auf Bäume, nutzen jede Gelegenheit, um zu balancieren, klettern hoch und springen wieder herunter, drehen sich, schlagen Purzelbäume und sind gerne kopfüber.

Montagu berichtet von Eskimos und deren besonders gut entwickeltem räumlich-zeitlichen Orientierungsvermögen und ihrer Geschicklichkeit. Er vermutet den Ursprung dieser Fähigkeiten darin, daß die Mütter ihre kleinen Kinder ständig auf dem Rücken tragen, was ihnen eine Vielfalt von Wahrnehmungseindrücken ermöglicht. *„Da die Mutter bei der täglichen Arbeit dem Eskimokind ein sehr vielfältiges Weltbild, ein von allen möglichen Seiten gesehenes Bild seiner Umgebung vermittelt, entwickelt es eine gewisse räumliche Geschicklichkeit, die durch die spätere Erfahrung noch verstärkt wird."*[22]

Welche Bedeutung der Gleichgewichtssinn auch im Leben eines Erwachsenen spielt und wie eng körperliches und psychisches Gleichgewicht miteinander verknüpft sind, zeigt sich deutlich in unserem alltäglichen Sprachgebrauch. Es gibt zahlreiche Ausdrücke, die um den Themenkomplex des Gleichgewichthaltens kreisen.[23] Hier seien nur einige genannt:

*In seiner eigenen Mitte ruhen / völlig aus dem Gleichgewicht gekommen sein / Ausgeglichenheit / Unausgeglichenheit / das seelische Gleichgewicht / Ausge-*

---

21   Kiphard 1985/1, S. 16
22   Montagu 1974, S. 175
23   vgl. Zantner, 1990, S.27

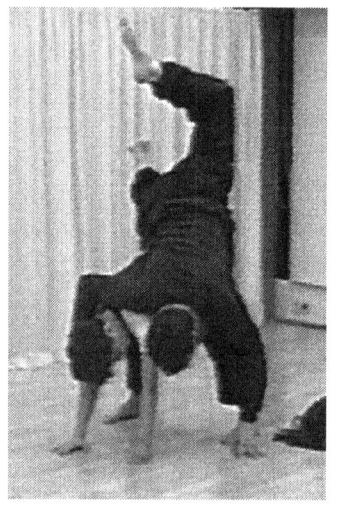

*wogenheit / Unausgewogenheit / sich die Waage halten / auf dem Boden (der Tatsachen) bleiben / festen Boden unter den Füßen haben / haltlos sein / den Halt verlieren / eine sichere Grundlage haben / begründen / verwurzelt sein / ins Bodenlose stürzen / bodenlos / grundlos / Gratwanderung / einen sicheren Stand haben / auf seinen Standpunkt beharren / standhaft sein.*

Allerdings sind die Erfahrungsmöglichkeiten für den Gleichgewichtssinn im normalen Arbeitsalltag von vielen Erwachsenen sehr eingeschränkt. Die meiste Zeit steht oder sitzt ein Erwachsener in einer aufrechten Position, d.h. der Kopf ist immer über dem Körper und hat damit eine immer ähnliche Perspektive. Das Sitzen im Auto, vor dem Schreibtisch oder vor dem Fernseher birgt wenig Möglichkeiten für Gleichgewichtserfahrungen. Daß es trotzdem ein Bedürfnis nach einer Reizung des Gleichgewichtssinnes, nach einem 'Nervenkitzel' gibt, zeigt sich an den gut besuchten Achterbahnen und Karussells auf den Jahrmärkten.

Die Kontaktimprovisation ermöglicht vielfältige Gleichgewichtserfahrungen. Die PartnerInnen bieten sich beim Tanzen gegenseitig ihre Unterstützungsflächen an, um sich zu tragen, anzulehnen oder umeinander herum zu rollen. Dabei nehmen sie die unterschiedlichsten Positionen im Raum ein und verändern ständig ihre Perspektive. Mal wird der Raum von unten, mal von oben, mal aus diesem, mal aus jenem Blickwinkel gesehen.

## 3.3 Der propriozeptive Sinn

Der propriozeptive Sinn ist der Sinn für die körperliche Eigenwahrnehmung. Er entwickelt sich aus embryologischer Sicht ab der 26. Woche. Der Ausdruck kommt vom lateinischen Wort 'proprium', was soviel wie 'das Eigene' bedeutet.

Für diese Eigenwahrnehmung entwickelt das Kind sogenannte 'Propriozepto-ren', die im ganzen Körper verteilt an allen Muskeln, Gelenken und Knochen-häuten sitzen. Diese melden dem zentralen Nervensystem, ob und wie ein Mus-kel kontrahiert ist und wie die einzelnen Gelenke zueinander stehen. So kann das Kind schon im Mutterleib das Beugen und Strecken der eigenen Arme und Beine wahrnehmen und dadurch ein Gefühl für den eigenen Körper entwickeln. Uexküll bezeichnet diese frühe Form der Propriozeption, dieses *„Merken des eigenen Wirkens"*, als eine *„intrauterine Vorform des von Stern für Säuglinge beschriebenen emergent self "*.[24]

Früher wurde der propriozeptive Sinn auch als Stellungs- und Lagesinn oder als Bewegungssinn bezeichnet. Für Sachs ist das Wort 'Propriozeption' jedoch das geeignetere Wort, weil es darauf hinweist, daß der Körper sich durch diesen Sinn selbst erkennt und in Besitz nimmt. Er bezeichnet ihn als den *„lebensnotwendi-gen 'sechsten' Sinn, durch den der Körper sich selbst erkennt und mit vollkom-mener, automatischer, augenblicklicher Präzision die Positionen und Bewegun-gen aller beweglichen Körperteile, ihr Verhältnis zueinander und ihre Ausrich-tung im Raum erfaßt."*[25] Auch Seewald weist auf die Bedeutung des 'Sich-sel-ber- Spürens' hin. Für ihn liegt in dem Wort 'Sich-Bewegen' ein Hinweis auf die *„identitätsstiftende Funktion der Selbstbewegung. Selbstbewegung ist unmittel-bares Innesein des Leibes und die primäre Quelle des Sich-selber-Spürens."*[26]

Der propriozeptive Sinn ist von entscheidender Bedeutung für den Aufbau eines Körperschemas. Während ein Kind sich bewegt, bekommt sein Gehirn ständig Rückmeldungen von den Muskeln und Gelenken über die ausgeführten Bewe-gungen. Diese Bewegungsmeldungen werden auf der Großhirnrinde gespeichert. Durch vielfältige Bewegungserfahrungen entsteht ein immer genaueres Gefühl für den eigenen Körper. Zusammen mit den Informationen des Gleichgewichts-

---

24    Uexküll, 1994 S. 105
25    Sachs, 1989 S. 68
26    Seewald, 1992 S. 316

sinnes, des Tastsinnes und auch des visuellen Sinnes entwickelt sich die genaue Wahrnehmung des eigenen Körpers in Ruhe und in Bewegung, das Körperschema. „*Das Körperschema besteht aus einzelnen Landkarten, die im Gehirn gespeichert sind. Diese Landkarten enthalten Informationen über jeden Abschnitt des Körpers, die Beziehungen zwischen den einzelnen Teilen und all den Bewegungsmöglichkeiten, die jeder einzelne Körperabschnitt durchführen kann, herstellen. Dieses Körperschema wird im Gehirn als Folge der Empfindungen von der Haut, den Muskeln, den Gelenken, der Erdschwere und den Bewegungssinnesorganen, die bei den täglichen Aktivitäten des Kindes im Gehirn sortiert und geordnet wurden, entwickelt. Ein gut geordnetes Körperschema ermöglicht es dem betreffenden Menschen, jederzeit zu fühlen, was sein Körper tut, ohne daß er hinsehen oder ihn mit den Fingern berühren muß.*"[27] Je unterschiedlicher die Bewegungen sind, die ein Kind oder ein Erwachsener ausführen, desto mehr differenziert sich ihr Körperschema. Dadurch sind sie in der Lage, auch auf unbekannte und ungewöhnliche Bewegungssituationen zu reagieren.

Bei der Kontaktimprovisation wird der propriozeptive Sinn in besonders starkem Ausmaß aktiviert. Im Gegensatz zum 'antizipierend-motorischen Lernen'[28], bei dem die Bewegungsabläufe schon vorher festgelegt sind und durch Übung möglichst genau nachvollzogen werden sollen, steht hier die Improvisation im Vordergrund. Die Bewegungen werden nicht geplant und vollziehen sich nicht nach einem vorgegebenen Schema, sondern entwickeln sich aus dem Erspüren der eigenen Bewegung und dem Zusammenspiel der beiden PartnerInnen heraus. Bei der Kontaktimprovisation wird anfangs oft mit geschlossenen Augen gearbeitet. Dadurch wird die Aufmerksamkeit der TeilnehmerInnen auf die Wahrnehmung der dreidimensionalen Lage des eigenen Körpers im Raum und die Kontaktfläche mit dem Partner und dem Boden gelenkt. Beim Tanzen mit geschlossenen Augen kann die eigene Bewegung, das 'sich Strecken und Beu-

---

27   Ayres 1984, S. 89
28   vgl. Cordes 1995, S.56

gen' der Muskeln, deutlicher wahrgenommen werden als beim Tanzen mit offenen Augen. Dieses genaue Spüren der eigenen Bewegung wird in einem späteren Stadium auf das Tanzen mit offenen Augen übertragen.

# 4. Entwicklung der Fragestellung

In den vorangegangenen Kapiteln wurden das Schwinden der Sinne, die Bedeutung des Tastsinnes, des Gleichgewichtssinnes und des propriozeptiven Sinnes und die Möglichkeiten der Kontaktimprovisation zur Aktivierung derselben dargestellt. Im Rahmen eines Forschungsprojektes, das von 1997 bis 1998 an der Hochschule für Musik und Theater in Hamburg durchgeführt wurde, ist folgenden Fragestellungen nachgegangen worden:

- Wie wirken sich die Erfahrungen mit der Kontaktimprovisation auf das  Körperbewußtsein und Bewegungsverhalten der einzelnen TeilnehmerInnen aus?
- Kann die Kontaktimprovisation ein Beitrag zur Wiederentdeckung der Sinne, im speziellen der Nahsinne sein?

Ein weiterführender Forschungsschwerpunkt lag in folgender Frage:

- Wie wirken sich die Erfahrungen mit der Kontaktimprovisation auf das musikalische Improvisationsverhalten aus?

Diese Fragestellung gründet sich in der Annahme, daß musikalische Fähigkeiten letztlich in körperlichen gegründet sind, so daß musikalische Sensibilisierungen sozusagen über den Körper hergestellt werden können. An dieser Stelle soll noch einmal ein Rückblick auf die frühe Entwicklung der Nahsinne und ein Ausblick auf den Zusammenhang zwischen Körpererfahrung und Musikalität erfolgen.

Ribke weist darauf hin, daß es vorgeburtliche Sinneswahrnehmungen vor allem in den auditiven, kinästhetischen und cutanen Systemen gibt. *„Unsere frühesten Erfahrungen bestehen aus Horchen auf etwas, Bewegt-, Gewiegt, Getragenwerden, aus Berühren und Berührtwerden."*[29] Durch die frühe Wahrnehmungsfähigkeit des Gleichgewichtssinnes kann das Kind im Mutterleib Tempo und Rhythmus der mütterlichen Bewegungen wahrnehmen. In passiver Form erfährt es den Wechsel von Ruhe und Aktivität, von Beschleunigung und Verlangsamung. Das sind zeitliche Erfahrungen, die 'gemerkt' werden und als 'Gelebtheitsspuren' erhalten bleiben. Die Verinnerlichung dieser frühen Erfahrungen können als Quelle für spätere Impulse, sich musikalisch ausdrücken zu wollen, angesehen werden. Der Entwicklungspsychologe Stern kennzeichnet die vier Entwicklungsstufen eines Säuglings mit musikalischen Begriffen, was auf die enge Verwobenheit von körperlicher Erfahrung und musikalischer Empfindung hinweist. Er spricht von der 'Dynamik des auftauchenden Selbst', vom 'Rhythmus des Kern-Selbst', vom Klang des 'subjektiven Selbst' und von der 'Melodie des verbalen Selbst'.[30]

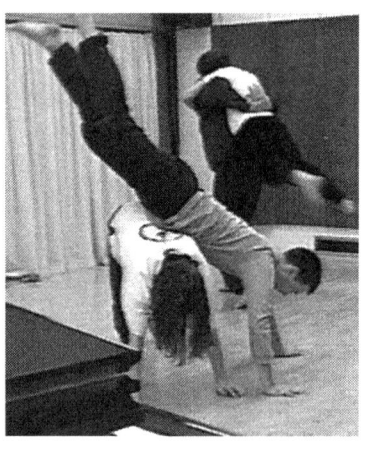

Im nachgeburtlichen Stadium macht ein Kind anhand seiner eigenen Bewegungen eine Fülle von Erfahrungen mit Raum und Zeit. Ebert arbeit heraus, daß wir durch die Propriozeption der eigenen Bewegung nicht nur über die Stellung unseres Körpers im Raum informiert werden, sondern daß wir dadurch auch Erfahrungen mit Bewegungsgeschwindigkeiten und verschiedenen Bewegungsrhythmen machen. Ein sich bewegender Mensch erfährt die verschiedenen Geschwindigkeiten und den Rhythmus der eigenen Bewegung dadurch, daß die Propriozeptoren dem zen-

---

29    Ribke 1995, S. 96
30    vgl. Traub im Spiegel Spezial Nr. 12/1995, S. 44

tralen Nervensystem den Ablauf der Bewegung rückmelden.[31] Bewegungserfahrungen sind immer an die zeitliche Erfahrung von Tempo und Rhythmus
gekoppelt.

Beim Kontakttanzen kann sich eine große Bandbreite von unterschiedlichen
Bewegungstempi entwickeln. Gerade dadurch, daß bei der Kontaktimprovisation auch ohne Musik gearbeitet wird, kann sich die körperliche Eigendynamik
sehr gut entwickeln. Der Bewegung wird nicht von außen ein bestimmter Rhythmus oder ein bestimmtes Tempo vorgegeben, sondern die Bewegungsdynami-
ken entfalten sich beim Tanzen wie von selbst.

## 4.1 Durchführung des Forschungsprojektes

Um das Forschungsprojekt durchführen zu können, wurde an der Hochschule
für Musik und Theater eine Gruppe von interessierten MusikstudentInnen gebildet. Das Forschungsprojekt gliederte sich in einen praktischen und in einen
empirischen Teil. Im praktischen Teil wurden die StudentInnen zwei Semester
lang in Kontaktimprovisation unterrichtet. Im ersten Semester wurden sie in die
Grundlagen der Kontaktimprovisation eingeführt, im zweiten Semester wurde
zusätzlich mit dem Transfer von Tanzerfahrungen in die musikalische Improvisation gearbeitet.

Der empirische Teil bestand in der Befragung der StudentInnen nach den Auswirkungen der Kontaktimprovisation auf Körperbewußtsein, Bewegungsverhalten und musikalische Improvisation. Die StudentInnen konnten sich diesbe-
züglich in Form von Gruppengesprächen und Interviews äußern, die während
des praktischen Teils wie auch nach Abschluß desselben durchgeführt wurden.

---

31    vgl. Ebert in Held / Geißler (Hg) 1995, S. 59

# B  Darstellung des Praxisteiles

## 1. Einführung in die Grundlagen der Kontaktimprovisation

Im folgenden Kapitel werden die praktischen Übungen dargestellt, anhand derer die StudentInnen in die Grundlagen der Kontaktimprovisation eingeführt wurden. Um die Übungen strukturieren und schriftlich darstellen zu können, wurden Themenbereiche gebildet, in denen die Schulung eines speziellen Sinnes oder das Erlernen einer bestimmten Fähigkeit im Vordergrund stehen. In den meisten Übungen kommen allerdings mehrere Sinneswahrnehmungen oder Fähigkeiten zum Einsatz. Demnach könnten sie unter mehreren Themenbereichen stehen. Ich habe die Übungen ihrem Hauptaspekt entsprechend den einzelnen Themenbereichen zugeordnet. Es wurden nur die meines Erachtens wirklich signifikanten Übungen angeführt, da eine vollständige Einführung in die Praxis der Kontaktimprovisation nicht das Anliegen dieser Arbeit ist.[32] Tn steht für TeilnehmerInnen und P1/P2 steht für Partner 1 und Partner 2.

### 1.1 Sensibilisierung des Tastsinnes

Wie schon in Teil A angedeutet, spielt der Tastsinn bei der Kontaktimprovisation eine wichtige Rolle. Die Haut als ein den ganzen Körper umhüllendes Organ wird in das Tanzen mit einbezogen. Das taktile Sinnessystem wird in vorbereitenden Übungen und während des Tanzens besonders aktiviert.

*1. Den eigenen Körper ausstreichen*
Die Hände werden wachgerieben. Die Tn streichen sich selber Gesicht,  Kopf, Nacken etc, den ganzen Körper aus.

---

32   zur weiteren Einführung in die Praxis der Kontaktimprovisation
      vgl. Brinkmann und Kaltenbrunner

*2. Paarweise den Körper ausstreichen und massieren*
P1 liegt mit dem Bauch auf dem Boden, P2 streicht die gesamte Rückseite von P1 aus. Anschließend arbeitet er mit seinem Körpergewicht und übt 'wie eine Katze' von einer Körperstelle zur nächsten wechselnd Druck auf den Körper seines Partners aus.

*3. Den Körper am Boden ausrollen*
Tn liegen am Boden und bewegen sich mit der Vorstellung, die den ganzen Körper umgebende Haut am Boden abzurollen. Sie versuchen, jeden Millimeter der Haut mit dem Boden in Kontakt zu bringen.

*4. Der Partner als Boden*
P1 und P2 stehen Rücken an Rücken, so daß sich die gesamten Rückenflächen berühren. P1 findet eine stabile Position, während P2 beginnt, um P1 herumzurollen. Er betrachtet P1 als Erweiterung des Bodens und läßt seinen Kontaktpunkt, bzw. seine Kontaktfläche um den Körper von P1 herumwandern.

*5. Den Kontaktpunkt rollen lassen*
P1 und P2 suchen sich einen Körperkontaktpunkt, z. B. Kopf an Kopf oder Schulter an Schulter. Sie lassen den Kontaktpunkt so um ihren Kopf und später über den ganzen Körper wandern, daß immer ein Berührungspunkt erhalten bleibt. Der Kontaktpunkt darf über den gesamten Körper rollen.

## 1.2 Sensibilisierung des propriozeptiven Sinnes

*1. Körperabdruck am Boden wahrnehmen*
Tn liegen mit dem Rücken am Boden und versuchen genau zu erspüren, wie die einzelnen Körperteile den Boden berühren. Sie geben ihr Gewicht an die Unterstützungsflächen ab.

*2. Bewegungsmöglichkeiten der einzelnen Körperteile ausprobieren*
Mit Hilfe eines Anatomiebuches oder eines kleinen Skeletts veranschaulichen die Tn sich den Aufbau und die Struktur eines bestimmten Körperteils (z.B. der Beine). Durch gegenseitiges Nachtasten der jeweiligen Knochenverbindungen wird die Wahrnehmung dieses Körperteiles weiter vertieft. Mit dieser vertieften Körperwahrnehmung erkunden die Tn die Bewegungsmöglichkeiten dieses Körperteiles.

*3. Stopptanz*
Die Tn tanzen zu zweit ein Kontaktduett. Auf ein bestimmtes Signal hin halten sie mit der Bewegung inne und versuchen mit geschlossenen Augen, die Lage ihres eigenen Körpers im Raum und die Stellung der einzelnen Körperteile zueinander zu erspüren.

*4. Blinder Kontakttanz*
P1 hat die Augen geschlossen, P2 hat die Augen offen. Beide kommen in einen gemeinsamen Tanz. P2 trägt die Verantwortung dafür, daß sie beim Tanzen nicht gegen ein Hindernis stoßen. Durch das Tanzen mit geschlossenen Augen wird die Wahrnehmung des eigenen Körpers intensiviert .

## 1.3 Gewicht geben - Gewicht nehmen

Ein grundlegender Aspekt bei der Kontaktimprovisation ist das Gewicht geben und Gewicht nehmen. AnfängerInnen müssen erstmal lernen, ein Gespür für das eigene Gewicht zu bekommen, um es auch wirklich an den Boden oder an den Partner abgeben zu können. Das ist erfahrungsgemäß ein längerer Lernprozeß, da Erwachsene es meist nicht mehr gewohnt sind, ihr Gewicht an eine andere Person abzugeben. Zu Beginn tauchen immer wieder Ängste auf, die sich in Fragen wie: „Bin ich zu schwer"? u.s.w. äußern. Im Laufe des Übungsprozesses merken die TeilnehmerInnen dann, wie angenehm es ist, Gewicht auf dem eigenen Körper zu spüren und wie genußvoll es sein kann, das eigene Gewicht abzugeben.

*1. Rollen am Boden*

Tn liegen am Boden und stellen sich vor, ihr ganzer Körper sei zur Hälfte mit Sand gefüllt. Mit diesem Bild kommen sie in Bewegung und spüren, wie 'die Sandkörner' bei jeder kleinsten Gewichtsverlagerung in Richtung Boden rieseln.

*3. Bodysurfen*

P1 liegt mit seiner Bauchseite am Boden. P2 kniet vor P1 und legt beide Handflächen auf das Becken von P1. P1 beginnt, sich langsam um seine Längsachse zu drehen, während P2 nach und nach Gewicht in seine Hände gibt. P2 folgt mit seinem ganzen Körper der Bewegungsrichtung und läßt sich von P1 durch den Raum transportieren. Mit verschiedenen Spannungszuständen im Körper experimentierend, versucht er, die Körperspannung herauszufinden, die ihn am meisten beim 'Bodysurfen' unterstützt. Nach mehrmaligen Rollenwechsel versuchen beide, fließende Übergänge zwischen 'Surfen' und 'Rollen' herzustellen und dabei in ständigem Körperkontakt zu bleiben. Sie spielen mit dieser Bewegungsvorgabe und lassen daraus einen Tanz entstehen.

*4. Gewicht an den Partner abgeben*

P1 findet eine möglichst stabile Körperposition, z. B. Liegen, Vierfüßler, Kniesitz etc. P2 versucht mit verschiedenen Körperteilen Gewicht an P1 abzugeben. Er kann nur ganz wenig Gewicht abgeben, indem er sich z.B. nur an P1 anlehnt. Er kann aber auch sein gesamtes Körpergewicht abgeben, indem er sich z.B. auf P1 legt oder setzt. Zwischen diesen beiden extremen Formen des Gewichtabgebens gibt es viele Varianten, mit denen die PartnerInnen experimentieren können.

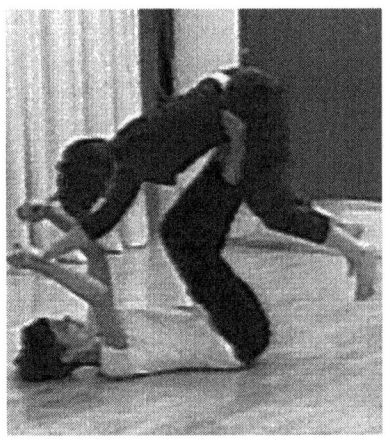

*5. Elefantengang*

P1 ist im Vierfüßlerstand, P2 kniet im Vierfüßler neben ihm, beide haben seitlich Kontakt zueinander. P2 beginnt, sich mit seinem Rücken auf den Rücken von P1 zu rollen und gibt dabei sein ganzes Gewicht ab. Er rollt auf die andere Seite und kommt dort wieder in den Vierfüßlerstand zurück. Dabei hat er eine Drehung um seine Längsachse vollzogen. Anschließend rollt P1 über den Rücken von P2.

### 6. Liften

P1 steht vor P2, nimmt dessen Hände und senkt sein Becken unter das Becken von P2. Mit seinem Becken 'liftet' er P2, so daß dessen Füße sich  ganz vom Boden lösen. P2  gibt sein Gewicht an P1 ab, behält jedoch noch eine aktive

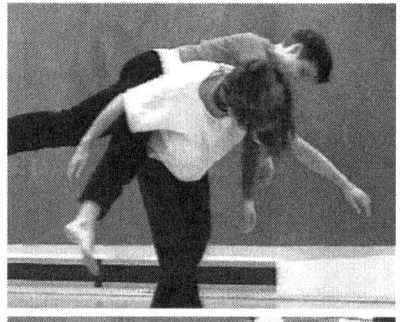

Körperspannung, um in Bewegungsbereitschaft zu bleiben. P1 bringt P2 wieder in die Ausgangsposition zurück.[33] Auch diese Übung kann nach mehrmaligen Üben in ein freieres Spiel münden, bei dem die PartnerInnen sich umeinander herumbewegen und sich gegenseitig 'liften', wenn sich eine Gelegenheit dazu bietet.

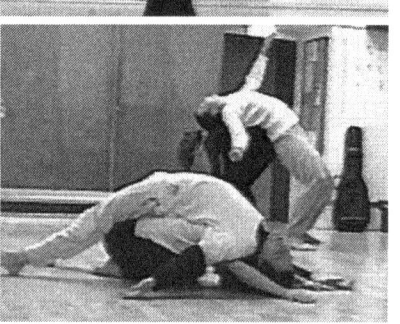

### 7. Sich in die Kontaktflächen hinein bewegen

Nach längerem Experimentieren mit dem Gewichtabgeben in den verschiedenen Raumebenen verbinden beide PartnerInnen die verschiedenen Positionen miteinander und suchen nach fließenden Übergängen. Sie bewegen sich dabei immer in die Kontaktfläche mit dem Partner hinein. Mal ist der eine Partner oben und gibt sein Gewicht ab, dann

---

33   Diese Übung kann auf die vielfältigste Art und Weise weitergeführt und variiert werden. Ebenso würden sich hier auch noch Übungen zum Springen, Fangen, Spiralen und Fliegen anschließen. Im Rahmen des Forschungsprojektes wurde diese Stufe der Kontaktimprovisation nicht unterrichtet. Zur weiterführenden Einführung in die Grundlagen der Kontakt improvisation sei wieder an U. Brinkmann und T. Kaltenbrunner verwiesen.

ist der andere oben und kann sich, von seinem Partner unterstützt, durch den Raum bewegen. Für diese Übung ist es hilfreich, wenn anfangs ein Partner mit geschlossenen Augen tanzt.

## 1.4 Das Spiel mit dem Ebenenwechsel

Kennzeichnend für die Kontaktimprovisation ist das ständige Spiel mit den Raumebenen. Der Tanz entwickelt sich spiralig vom Boden über die mittlere bis hin zur hohen Raumebene. Springen - fliegen - fallen - zu Boden gleiten - nach oben spiralen u.s.w. sind Beschreibungen, die ahnen lassen, in welchem Ausmaß bei der Kontaktimprovisation mit dem Ebenenwechsel gespielt wird.

*1. Körperteile ticken*
Tn gehen durch den Raum. Im Vorbeigehen ticken sie einen anderen Tn an einer bestimmten Körperstelle. Der Tn versucht, von dieser Körperstelle aus zu Boden zu sinken und kommt dann wieder zum Stand und in die Fortbewegung zurück. Durch dieses Bewegungsspiel entwickeln die Tn wie von selbst die unterschiedlichsten Möglichkeiten, die Raumebenen zu wechseln.

*2. Auf- und absteigende Spiralen*
Zwei Tn beginnen einen Kontakttanz, bei dem sie mit dem 'Gewicht geben und Gewicht nehmen' experimentieren. Dabei versuchen sie, sich spiralig nach oben und dann wieder nach unten zu bewegen.

*3. Unterstützungsflächen verkleinern*
Tn breiten ihren ganzen Körper am Boden aus und nehmen die gesamte Unterstützungsfläche des Körpers am Boden wahr. Sie experimentieren damit, die Unterstützungsflächen zu verändern, sie zu verkleinern und sich dabei vom Boden zu lösen, um dann den ganzen Körper wieder in den Boden hinein gleiten zu lassen. Dabei finden sie fließende Übergänge vom Boden in die mittlere bis in die hohe Raumebene hinein und wieder an den Boden zurück.

## 1.5 Das Spiel mit dem Kontaktpunkt

*1. Rolling point of contact*
P1 und P2  finden einen beliebigen Kontaktpunkt, z. B. am Kopf oder an den Händen und lassen diesen Kontaktpunkt über den ganzen Körper wandern. Das Rollenlassen des Kontaktpunktes erfordert ein hohes Maß an Beweglichkeit und Flexibilität. Die Einzelnen bewegen sich dabei auf ungewohnte Art und Weise, können von gewohnten Bewegungsmustern loslassen und neue Bewegungsmöglichkeiten entdecken.

*2. Moving point of contact*
P1 und P2 finden einen beliebigen Kontaktpunkt und bewegen sich mit diesem Kontaktpunkt durch den ganzen Raum. Auch diese Aufgabe erfordert eine hohe Bewegungsgeschicklichkeit von den Einzelnen. Haben sie die Bewegungsmöglichkeiten mit einem gleichbleibenden Kontaktpunkt genügend ausprobiert, stellen sie einen neuen Kontaktpunkt her.

*3. Bridging point of contact*
P1 findet eine Position im Raum. P2 stellt einen Kontaktpunkt zu P1 her. P1 stellt einen weiteren Körperkontaktpunkt her, ohne den alten Kontaktpunkt aufzulösen. Nun sucht P2 nach einem neuen Kontaktpunkt, wobei er den allerersten Kontaktpunkt auflösen kann. Es entsteht ein Spiel mit den vielfältigsten Körperpositionen und Berührungspunkten.

Bei der Kontaktimprovisation mischen sich die drei Spielarten - *rolling, moving and bridging point of contact* - ständig. Um sich eine Spielart richtig zu erarbeiten, ist es sinnvoll, sich eine Zeit lang nur auf diese Weise zu bewegen. Beim Tanzen, wenn sich die drei Spielarten mischen, ist es spannend zu beobachten, welche Bewegungsform von den PartnerInnen gerade benutzt wird.

## 1.6 Das Spiel mit Nähe und Distanz

Bei der Kontaktimprovisation gibt es viele Möglichkeiten, mit Nähe und Distanz zu spielen: Vom Tanzen mit viel Gewicht und engem Körperkontakt, über das Tanzen mit wenig Gewicht, sich nur an der Peripherie berührend, bis hin zum Tanzen ohne direkten Körperkontakt über unterschiedliche Entfernungen hinweg. Beim Tanzen ohne Körperkontakt haben die Tanzenden entweder Blickkontakt miteinander oder aber sie 'spüren' die Bewegungen des Partners im Raum. Als *„in and out of contact"* wird ein Tanz bezeichnet, bei dem sich die PartnerInnen mal mit und mal ohne Körperkontakt bewegen, sich dabei aber ständig aufeinander beziehen. Das Experimentieren mit Nähe und Distanz gibt den Einzelnen die Möglichkeit, sehr authentisch und den eigenen Bedürfnissen entsprechend zu tanzen. Am Anfang 'kleben' die PartnerInnen noch häufig aneinander, geht es doch darum, wirklich Gewicht abzugeben und den Kontaktpunkt rollen zu lassen. Wenn sie mit dem 'Gewicht abgeben' und dem 'rollenden Kontaktpunkt' sicherer geworden sind, können sie anfangen, ihren Kontakttanz zu erweitern. Die ganze Bandbreite von extrem viel Gewicht bis zu ganz wenig Gewicht, von eindeutigem Widerstand bis hin zur Nachgiebigkeit und Flexibilität und vom Tanzen mit direktem Körperkontakt bis hin zum Tanzen über ein weite Entfernung hinweg kann dabei zum Einsatz kommen.

*1. Tanzen mit viel Gewicht*
Die PartnerInnen haben Kontakt von Zentrum zu Zentrum, geben ihr ganzes Gewicht an den Partner ab und bewegen sich in die Kontaktflächen hinein.

*2. Tanzen mit wenig Gewicht*
Die PartnerInnen haben einen sehr leichten Körperkontakt, ohne in diesen Kontaktpunkt ihr Gewicht hineinzugeben. Sie stellen in ihrem Körper ein Gefühl von Leichtigkeit her und nehmen den Kontakt von ihrer Haut zur umgebenden Luft wahr. Mit diesem Gefühl von Leichtigkeit lassen sie den Berührungspunkt über den Körper wandern.

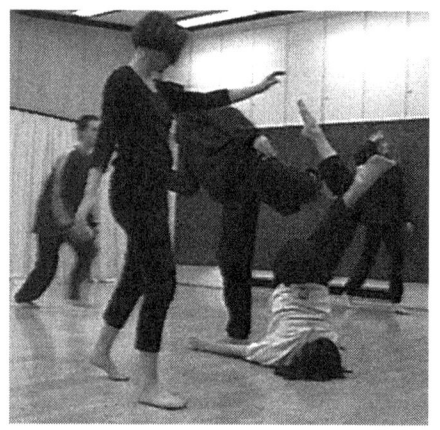

*3. Tanzen ohne Körperkontakt*
Zwei Tn haben Blickkontakt und beziehen sich in ihrer Bewegungsimprovisation aufeinander. Sie bieten Räume mit dem eigenen Körper an und bewegen sich in die vom Partner angebotenen Räume hinein, geben Impulse und nehmen Impulse auf.

*4. In and out of contact*
Beide PartnerInnen finden eine Ausgangsposition mit oder ohne Körperkontakt, aber mit Bezug zueinander. Aus einem Moment der Stille heraus lassen sie einen Tanz entstehen, bei dem sie gleichzeitig auf die eigenen Bewegungsbedürfnisse hören und auf die Bewegungsimpulse von dem Partner reagieren. Sie begeben sich in das Tanzen mit Körperkontakt hinein oder finden Wege aus dem Körperkontakt heraus, nutzen also die vielfältigen Möglichkeiten des *'in and out of contact'* Tanzens.

## 1.7 Improvisationsformen bei der Kontaktimprovisation

Die ursprüngliche Form der Kontaktimprovisation ist das Duett zu zweit. Kontaktimprovisation kann aber auch als Solo, wie auch als Trio oder in der ganzen Gruppe mit ständig wechselnden Bezügen getanzt werden. Eine besondere Form der Kontaktimprovisation ist das **'round robin'**. Dabei bilden alle Tn einen Kreis. Eine Person geht in die Mitte und beginnt, ein Solo zu tanzen. Eine zweite Person kommt hinzu und beide entwickeln ein Duo,  bis eine dritte Person in die Mitte kommt und ein Trio entstehen läßt. Irgendwann löst sich die erste Person aus dem Trio und bewegt sich wieder in den Kreis zurück. Beim 'round robin' ist es völlig offen, wann und mit welcher Bewegungsqualität ein Tn in die Mitte geht. Jeder im Kreis stehende Tn versucht, den Tanz in der Mitte mit größtmöglicher Präsenz mitzuerleben und zu unterstützen. Sobald ein Tn den Impuls

spürt, sich in den Tanz hineinzubegeben, folgt er diesem Impuls und bewegt sich
mit der momentanen Bewegungsqualität in die Mitte. Improvisieren, das Spiel
mit dem Unvorhergesehenen, ist eine Fähigkeit, die bei dieser Tanzform gut entwickelt werden kann.

## 2. Kontaktimprovisation und Musikimprovisation

Im zweiten Praxisteil des Forschungsprojektes bildete das Arbeiten an dem
Transfer von Körper- und Bewegungserfahrungen in musikalische Improvisationen einen weiteren Schwerpunkt. Verschiedene Spielstrukturen sollten dazu
einladen, direkt aus dem Bewegungserleben heraus in die musikalische Improvisation zu gehen. Es gab die Möglichkeit, ein Solo zu spielen, zu zweit ein Duo
zu improvisieren oder als Gruppe nach einer gemeinsamen Tanzimprovisation
eine Gruppenimprovisation zu entwickeln. Am Anfang wurde dem Experimentieren mit der eigenen Stimme viel Raum gegeben. Da die Stimme unmittelbar
mit dem Körper verbunden ist und bei jeder Bewegung und ohne viel Technik
sofort zur Verfügung steht, bot sich dieses Vorgehen an. Im weiteren Verlauf
kam das Improvisieren auf den Orff-Instrumenten und den klassischen Instrumenten hinzu. Die Arbeit mit der Stimme blieb jedoch während der gesamten
Praxis ein wichtiger Bestandteil, insbesondere auch als Vorbereitung auf die
Improvisation am Instrument.

Um die Ausgangspunkte für die musikalische Improvisation zu strukturieren,
habe ich mit drei verschiedenen Ebenen gearbeitet, bei denen der Fokus der
Improvisation jeweils unterschiedlich war. Diese drei Ebenen sind allerdings
nicht als gänzlich voneinander getrennt zu sehen. Beim Improvisieren fließen
sie ineinander über.

Die motorische Ebene:
Während des Tanzens versuchen die Tn, ihre verschiedenen Bewegungstempi
und -dynamiken genau wahrzunehmen, um diese nach Abschluß des Tanzens

in eine Improvisation auf dem Instrument umzusetzen.

Die assoziative Ebene:
Beim Tanzen lassen die Tn Assoziationen und Bilder entstehen, die sie anschließend als Quelle für die musikalische Improvisation nutzen.

Die interaktive Ebene:
Der kommunikative Aspekt des gemeinsamen Improvisierens steht hier im Vordergrund. Die Tn sollen beim Improvisieren zueinander Kontakt aufnehmen, aufeinander reagieren und so etwas Gemeinsames entstehen lassen.

Im nun Folgenden seien einige Spielstrukturen aufgeführt, die sich für die Arbeit an der Verbindung von Kontaktimprovisation und Musikimprovisation als sinnvoll erwiesen haben.

## 2.1 Musikalität in der Bewegung

*1. Den Tanz als Musik hören*
Die Einzelnen werden aufgefordert, während des Tanzens auf ihr Bewegungstempo und ihre Bewegungsdynamik zu hören. Sie sollen versuchen, ihre Bewegung als Musik zu empfinden und mit musikalischen Parametern wie Tempo, Dynamik, Pausen, Phrasierungen u.s.w. zu spielen. Dies kann eine Aufgabe für eine Soloimprovisation, wie auch für ein Duo sein, bei dem sich die Tanzenden in ihrem 'timing' aufeinander beziehen und aufeinander reagieren.

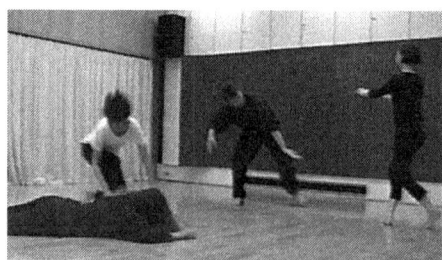

*2. Eine tänzerische Gruppenimprovisation unter musikalischen Aspekten*
Die Tn kommen mit der Aufmerksamkeit für ihre eigene Bewegungsdynamik ins Tanzen. Sie spielen mit musikalischen Parametern und richten ihre Aufmerksamkeit nach und nach

auf die ganze Gruppe und den gesamten Raum. Sie experimentieren mit Rhythmen, verschiedenen Tempi und Pausen, bringen Bewegungsimpulse in den Raum und nehmen Bewegungsimpulse auf. Die Tn improvisieren mit der Vorstellung von einer musikalischen Gruppenimprovisation, die in diesem Falle zwar nicht hörbar, dafür aber sichtbar und spürbar wird.

## 2.2 Improvisation mit der Stimme

Bei der Kontaktimprovisation wird der ganze Körper durch den hohen Massageanteil sehr weich und durchlässig. Das wirkt sich auch positiv auf die Stimme aus. Die Improvisation mit der Stimme bietet sich aus verschiedenen Gründen an. Zum Einen ist die Stimme das 'körpernaheste' Instrument. Bewegungsimpulse können direkt in den stimmlichen Ausdruck fließen. In einigen Übungen wurde eine Stimmimprovisation sogar direkt während des Tanzens ausgeführt. Des Weiteren bietet sich die Stimme an, um die vielfältigen Nuancen der Bewegung zum Ausdruck zu bringen.

*1. Stimmliches Solo*
Jeder Tn kommt für sich in Bewegung und arbeitet mit 'timing'. Er fängt an, mit der Stimme die eigenen Bewegungen zu musikalisieren.

*2. Stimmliches Duo*
P1 und P2 sitzen Rücken an Rücken und nehmen die entstandene Kontaktfläche wahr. Sie summen in den Rücken des Partners hinein und versuchen, darüber den ganzen Körperraum wach zu machen und in Schwingung zu bringen. Dazu können auch andere Töne wie Vokale etc. hilfreich sein. Tönenderweise beginnen sie einen Kontakttanz, bei dem sie viel mit Gewicht arbeiten.

*3. Einen 'eigenen song' finden*
P1 und P2 tanzen Kontakt. P1 versucht beim Tanzen, einen 'eigenen song' zu hören, eine Melodie, die sich aufdrängt, ein Motiv, das in den Kopf kommt oder

bestimmte Geräusche, die beim Tanzen auftauchen und passend erscheinen. P1 macht diesen 'song' hörbar. Während des Tanzens wiederholt er ihn immer wieder und kann ihn dabei variieren. P1 und P2 beenden ihren Tanz. P1 geht an den Rand und P2 findet eine Ausgangsposition in der Mitte. Beide stellen sich eine Verbindung von Zentrum zu Zentrum vor. P1 beginnt, seinen 'song' zu singen und zu improvisieren und P2 bewegt sich dazu.

*4. Stimm- und Tanzimprovisation mit der ganzen Gruppe*
Die Tn kommen ins Tanzen, indem sie mit musikalischen Parametern wie Rhythmus, Tempo, Dynamik arbeiten. Wenn die Bewegungsimprovisation gut in Fluß gekommen ist, beginnt jeder Einzelne, seine Bewegungen mit der Stimme zu musikalisieren. Bei dieser Improvisation ist es wichtig, daß alle Tn gut aufeinander hören, Mut zur Pause haben und sehr wach sind für die Bewegung und die Musik, die im Raum ist.

*5. Gruppenimprovisation mit anschließender Stimmimprovisation*
Alle Tn stehen mit geschlossenen Augen in einem Kreis und haben die Handflächen aneinander gelegt. Mit geschlossenen Augen kommen sie in Bewegung, den eigenen Impulsen und den Impulsen aus der Gruppe folgend. Dabei verändern sie ihre Positionen im Raum und die Kontaktflächen, die sie miteinander haben. Ein Berührungspunkt zum benachbarten Tn soll aber die ganze Zeit erhalten bleiben. Auf ein akustisches Signal hin beenden sie die Bewegungsimprovisation und stellen sich in einen Kreis. Mit weiterhin geschlossenen Augen entwickeln sie eine Stimmimprovisation, gespeist von der gerade erfahrenen Tanzimprovisation.

## 2.3 Improvisation auf Instrumenten

Das Improvisieren auf Instrumenten habe ich, entgegen meiner anfänglichen Vorstellung, nicht gesondert in Orff- oder Perkussionsinstrumente und klassische Instrumente aufgeteilt, da sich die folgenden Spielstrukturen auf allen

Instrumenten ausführen lassen. Die Perkussionsinstrumente haben den Vorteil der einfacheren Handhabung, so daß sich die Bewegungsdynamik sehr direkt auf das Instrument übertragen läßt. Das Improvisieren auf dem klassischen Instrument ist durch das Musikstudium und durch langjähriges Üben eher vorbelastet. Auf der anderen Seite haben die Spielenden auf ihrem Instrument eine hohe Spielfertigkeit erlangt und können dementsprechend ihre musikalischen Einfälle gut umsetzen. Ich habe den Studierenden die Wahl gelassen, auf welchem Instrument sie improvisieren wollen. Einige wählten bewußt ihr klassisches Instrument aus, um einen neuen Zugang zu ihrem Instrument zu finden. Sie wurden aufgefordert, ihre gewohnten Spielstrukturen zu verlassen, um sich ganz vom Bewegungserleben her zu einer Improvisation inspirieren zu lassen. Andere bevorzugten das Improvisieren auf Perkussionsinstrumenten, da hier der Zugang oft direkter und nicht so vorbelastet ist, wie vielleicht auf ihrem klassischen Instrument.

*1. Vom 'Blindtanz' zur Soloimprovisation*
Die Tn finden sich paarweise zusammen. P1 hat die Augen geschlossen, P2 formt aus ihm eine Figur. Alle Partner mit offenen Augen betrachten sich die Figuren, die mit den einzelnen Tn im Raum geformt wurden. Sie suchen sich einen neuen Partner mit geschlossenen Augen und beginnen mit ihm einen Kontakttanz. Auf ein Signal hin beenden sie diesen Tanz. Beide nehmen sich einen 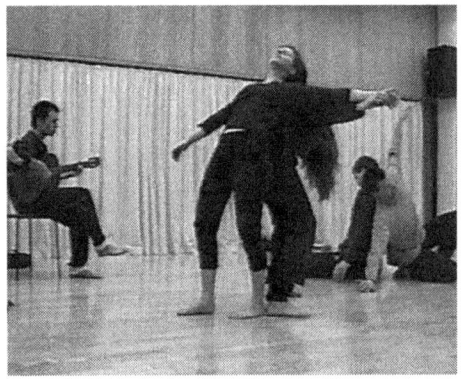 Moment Zeit, den Tanz nachwirken zu lassen und innerlich eine Musik dazu zu hören. Einer von den Tn mit geschlossenen Augen geht an ein Instrument und läßt sich von der Erfahrung des Tanzens zu einem Solo inspirieren. Die anderen Tn bilden neue Paare und bewegen sich zur improvisierten Musik, wobei wieder ein Partner die Augen geschlossen hat. Die Musik macht deutlich, wann der Tanz zu Ende ist.

*2. Vom Kontaktduett zum Musikduett*

P1 und P2 tanzen ein Kontaktduett und spielen mit Themen wie *'in and out of contact'*, *'vom Zentrum zur Peripherie' oder 'Widerstand und Nachgiebigkeit'*. Nachdem der Tanz sich voll entfaltet hat, finden sie einen klaren Abschluß und lassen den Tanz nachwirken. Sie suchen sich entsprechende Instrumente aus und beginnen eine musikalische Improvisation. Die anderen Tn suchen sich einen neuen Partner und tanzen ein Kontaktduett. Bei dieser Spielform kann der Fokus mal mehr auf die motorische oder mal mehr auf die assoziative Ebene gelenkt werden. Bei der motorischen Ebene versuchen die Partner direkt aus dem Bewegungserleben heraus auf den Instrumenten zu improvisieren. Bei der assoziativen Ebene haben die Partner nach dem Tanzen Zeit, Bilder und Assoziationen entstehen zu lassen, die sie als Quelle für die musikalische Improvisation nutzen. Die interaktive Ebene ist in dieser Aufgabe in jedem Fall gegeben, da es sich um ein Duo handelt.

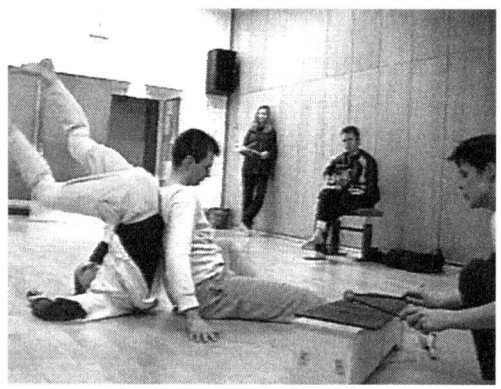

*3. Round Robin mit Musik*

Alle Tn stehen im Kreis. Ein Tn geht in den Kreis hinein und beginnt seinen Tanz. Ein zweiter Tn kommt hinzu - ein Duett entsteht. Wenn die Tanzenden ihren Tanz mit der jeweiligen Bewegungsqualität oder Geschichte gefunden haben, beginnen die Außenstehenden auf ihren Instrumenten zu improvisieren und den Tanz zu begleiten. Ein dritter Tn betritt den Kreis - ein Trio entsteht, bis sich der erste Tn aus dem Trio herauslöst und zurück an den Rand geht. Die MusikerInnen lassen sich einen Moment Zeit, bis das neue Duo seine eigene Bewegungsqualität wieder entwickelt hat, bevor sie es mit Musik begleiten. Wie lange eine Tanzimprovisation andauert und wer als nächstes in die Mitte geht, ist offen.

*4. Von der authentischen Bewegung zur Musikimprovisation*

Authentische Bewegung ist eine Bewegungsform, bei der alle aus dem Inneren kommenden Bewegungsimpulse so wie sie sind nach außen getragen werden können. Es gibt keine richtigen oder falschen Bewegungen und es sollen keine bestimmten Bewegungsvorgaben ausgeführt oder besonders schöne, ästhetische Bewegungen getanzt werden. Bei der authentischen Bewegung steht die Person in einer unmittelbaren, sehr direkten Verbindung mit sich selbst, was den Tanz so authentisch und individuell macht. Es kann z. B. vorkommen, daß sich eine Person für eine Zeit gar nicht bewegt. Die Spielregeln der authentischen Bewegung sind folgendermaßen: Zwei Personen arbeiten paarweise zusammen. P1 findet eine angenehme Position im Raum, schließt die Augen und läßt sich einen Moment Zeit, tief durchzuatmen und nach innen zu spüren. Dann folgt er den sich einstellenden Bewegungsimpulsen und hat ca. zehn Minuten Zeit, sich in seiner Bewegungsgeschichte zu entfalten. P2 schaut der Bewegung seines Partners mit Aufmerksamkeit zu, ohne sie jedoch zu bewerten. Im Rahmen des Forschungsprojektes habe ich die Studierenden mit authentischer Bewegung unter Hinzunahme eines musikalischen Ansatzes arbeiten lassen. Die Einzelnen versuchen, während des Tanzens die 'Musik' der eigenen Bewegung zu hören. Nach zehn Minuten finden sie einen Abschluß mit ihrem Tanz und lassen ihn nachwirken. Nacheinander spielen alle eine Soloimprovisation auf ihrem Instrument, inspiriert von dem gerade erlebten Tanz.

*5. Von der authentischen Bewegung über ein Kontaktduett zu einer Musik-*
   *improvisation*

P1 tanzt nach den Regeln der authentischen Bewegung, P2 schaut zu und versucht, die Bewegungsdynamik von P1 genau zu erspüren, die Bewegung wirklich 'zu lesen'. Er nimmt diese Energie in seinen Körper auf und läßt sich davon zu Bewegungen inspirieren. Nach einer Weile beginnt er mit P1 einen Kontakttanz, wobei er der Bewegung von P1 weiterhin zuhört. Auf ein akustisches Signal hin finden beide ein Ende, lassen den Tanz nachwirken und gehen an die Instrumente, um gemeinsam zu improvisieren.

# C Methodischer Teil

Dieses Kapitel soll einen Überblick über das methodische Vorgehen bei der Durchführung des Forschungsprojektes geben. Dazu gehören Überlegungen zur Wahl der Methode, die räumliche und zeitliche Eingrenzung des Gegenstandes und die Darstellung der Datenerhebung und der Datenauswertung.

## 1. Die Wahl einer qualitativen Forschungsmethode

Das Forschungsinteresse dieser Arbeit besteht darin, die Auswirkungen von Kontaktimprovisation auf Körperbewußtsein, Bewegungsverhalten und musikalische Improvisation herauszuarbeiten. Dazu wurden die TeilnehmerInnen des Forschungsprojektes nach ihren subjektiven Körper- und Bewegungsempfindungen bei der Kontaktimprovisation befragt. Daraus leitet sich die Wahl einer qualitativen Methode direkt ab, denn das subjektive Erleben des eigenen Körpers läßt sich nicht in vorgegebenen, standardisierten Antworten fassen, wie sie in der quantitativen Forschung  angewandt werden. Man muß *„hier die Subjekte selber zur Sprache kommen lassen; sie sind die Experten für ihre eigenen Bedeutungsinhalte".*[34] Das in der qualitativen Forschung häufig angewandte offene Interview bietet sich an, damit die TeilnehmerInnen ihre Körper- und Bewegungserfahrungen bei der Kontaktimprovisation mit eigenen Formulierungen zum Ausdruck bringen können.

Kleining hat in seinem Buch 'Qualitativ-heuristische Sozialforschung' die Offenheit des Forschenden als eine wichtige Regel innerhalb der qualitativen Forschung genannt. Nur so können wirklich neue Informationen, die auch über das Bezugssystem des Forschenden hinausreichen, erhalten werden.[35] Diese Regel der Offenheit ließ sich für mich nur begrenzt einhalten. Durch meine eigenen

---

34    Mayring 1990, S. 45
35    vgl. Kleining 1994, S. 24

Erfahrungen mit der Kontaktimprovisation wie auch durch mein theoretisches Hintergrundwissen haben sich bei mir Annahmen über die Auswirkungen von Kontaktimprovisation auf Körperbewußtsein, Bewegungsverhalten und musikalische Improvisation herausgebildet. Während des Forschungsprozesses habe ich immer wieder versucht, diese Vorannahmen in den Hintergrund zu stellen, um offen für neue, unerwartete Informationen zu sein. Ein weiteres Problem im Zusammenhang mit der Offenheit des Forschenden lag in meiner Doppelrolle als Forschende und Unterrichtende. Beim Unterrichten versuchte ich, den StudentInnen mein Können und meine Faszination für die Kontaktimprovisation zu vermitteln. Von daher läßt sich vermuten, daß die StudentInnen mir nicht ganz unbeeinflußt Auskünfte über ihre Erfahrungen mit der Kontaktimprovisation erteilt haben. Ein Vorteil dieser Doppelrolle lag sicherlich in der Beziehung, die durch den Unterrichtsprozeß zwischen mir und den TeilnehmerInnen entstanden ist. Dadurch konnten die Einzelnen eventuell Aussagen machen, die sie einem neutralen, von außen kommenden Interviewer in der Form nicht erteilt hätten.

Weiterhin hat Kleining die Regel der 'maximalen strukturellen Variation der Perspektiven'[36] für die qualitative Sozialforschung aufgestellt. Der Gegenstand soll von allen Seiten betrachtet, betastet und angegangen werden, damit man ihn richtig zur Kenntnis nehmen kann. Alle Faktoren, von denen ein Einfluß auf die Ergebnisse zu erwarten ist, sollen variiert werden. Dieser Forderung konnte ich im Rahmen dieses Forschungsprojektes nur teilweise Folge leisten. Eine Variation der Perspektiven lag darin, daß neben den Einzelinterviews auch Gruppengespräche zu verschiedenen Zeitpunkten des Forschungsprojektes durchgeführt wurden, wodurch eine gewisse Methodenvielfalt gewährleistet war. Weitere Variationen der Perspektiven lägen z. B. in einer anderen Samplebildung, d. h. daß ganz andere Personengruppen nach den Auswirkungen von Kontaktimprovisation befragt werden würden. Auch die Befragung durch eine

---

36    Kleining 1994, S. 27

andere Person oder die Auswertung der Daten durch eine andere Person wären Variationen der Perspektive. Diese Faktoren ließen sich jedoch aufgrund des gegebenen 'settings' dieses Forschungsprojektes nicht variieren. Es wäre sicherlich interessant, wenn ähnliche Untersuchungen mit einem ganz anderen Personenkreis durchgeführt werden könnten. Die Ergebnisse dieses Projektes sind aus diesem speziellen Personenkreis erzielt worden und zeitlich und räumlich an die Durchführung des Projektes gebunden. Ich betrachte diese Arbeit als eine Art Pilotprojekt, durch das interessante Ergebnisse über das Körpererleben bei der Kontaktimprovisation herausgearbeitet worden sind, die auf diesem Wege einer breiteren Öffentlichkeit zugänglich gemacht und von ihr diskutiert werden können.

# 2. Datenerhebung

Das Projekt wurde an der Hochschule für Musik und Theater mit einer Gruppe von neun interessierten MusikstudentInnen durchgeführt. Im zweiten Semester konnten aus Zeitgründen nur noch sechs StudentInnen am Projekt teilnehmen. Es wurden zwei Methoden zur Datenerhebung ausgewählt, die Durchführung von Gruppengesprächen und die Durchführung von Einzelinterviews.

## 2.1 Durchführung von Gruppengesprächen

Die Durchführung von Gruppengesprächen erwies sich als sinnvoll, weil der Unterricht in Kontaktimprovisation in einer Gruppe stattfand und im Anschluß an eine Unterrichtseinheit sowieso eine Phase der Reflexion folgte. Ein weiterer Grund lag darin, daß bei Gruppengesprächen durch die Unterschiedlichkeit der TeilnehmerInnen noch andere Aspekte als in einem Einzelinterview zum Vorschein kommen. Die Gruppengespräche wurden im Anschluß an eine Praxiseinheit durchgeführt. Dadurch konnten die TeilnehmerInnen direkt aus ihrem Erleben heraus sprechen. Insgesamt wurden vier Gruppengespräche durchgeführt. Zwei Gruppengespräche fanden im Sommersemester, zwei weitere

Gruppengespräche fanden im Wintersemester statt. Die TeilnehmerInnen bekamen ca.10 Minuten Zeit, um die eigenen Erfahrungen mit der Kontaktimprovisation oder der musikalischen Improvisation zu reflektieren. Dann wurde das Gespräch mit einer offenen Einstiegsfrage eingeleitet.

Die Einstiegsfrage für das 1. Gruppengespräch lautete:
*Was erlebst Du bei der Kontaktimprovisation?*

Die Einstiegsfrage für das 2. Gruppengespräch lautete:
*Wie wirken sich die Erfahrungen, die Du bisher bei der Kontaktimprovisation gemacht hast, auf Dein Körpergefühl und auf Dein Bewegungsverhalten aus?*

Die Einstiegsfrage für das 3. Gruppengespräch lautete:
*Welche Erfahrungen hast Du bisher mit der Verbindung von Kontaktimprovisation und musikalischer Improvisation gemacht?*

Die Einstiegsfrage für das 4. Gruppengespräch lautete:
*Wirkt sich das Tanzen von Kontaktimprovisation auf Dein musikalisches Improvisationsverhalten aus? Wenn ja, beschreibe das!*

## 2. 2 Durchführung von Einzelinterviews

Einen Monat nach Abschluß des gesamten Praxisteiles wurde mit vier StudentInnen jeweils ein Abschlußinterview durchgeführt. In diesem Interview hatten die StudentInnen die Möglichkeit, mit etwas Abstand und rückblickend die eigenen Erfahrungen mit der Kontaktimprovisation zu bewerten. Das Einzelinterview bietet im Unterschied zum Gruppengespräch die Möglichkeit, mehr in die Tiefe zu gehen und auf diese Art und Weise zu neuen Daten zu gelangen. Das Abschlußinterview begann mit einer offenen Einstiegsfrage, um den TeilnehmerInnen die Möglichkeit zu geben, in einer ihnen gemäßen, freien Form ihre Erfahrungen zum Ausdruck zu bringen. Ein Leitfaden diente dazu, spezifischen

Fragestellungen, die im Rahmen des Forschungsprojektes von besonderem Interesse sind, genauer nachgehen zu können.

Die Einstiegsfrage für das Abschlußinterview lautete:
*Welche Bedeutungen haben für Dich die Erfahrungen, die Du mit der Kontakt-improvisation gemacht hast*
*- im Hinblick auf Dein Körpergefühl und Bewegungsverhalten?*
*- im Hinblick auf Dein musikalisches Improvisationsverhalten?*

# 3. Datenauswertung

Alle Gruppengespräche und Interviews wurden wortwörtlich und mit allen Pausen transkribiert. Für die Darstellung der Ergebnisse wurden alle Daten sprachbereinigt, das heißt, Wörter oder Satzteile, die keine deutlich erkennbare Bedeutung hatten, wurden der besseren Lesbarkeit halber gestrichen. Teilweise wurden Sätze auch grammatikalisch richtig gestellt, damit ein gewisser Lesefluß gewährleistet ist. Um die Namen der TeilnehmerInnen zu anonymisieren, wurde der Name von jedem Teilnehmer durch ein Synonym ersetzt.

## 3.1 Auswertung nach den Kriterien der Grounded Theorie

Die Gruppengespräche und Abschlußinterviews wurden in einem ersten Durchlauf alle einzeln ausgewertet. Die Auswertung wurde nach den Kriterien der Grounded Theorie von Anselm Strauss[37] durchgeführt, indem die Daten Zeile für Zeile analysiert und aus den einzelnen Aussagen sogenannte Kodes gebildet wurden. Mit der Bildung von Kodes wird die Aussage, die in einem oder mehreren Sätzen enthalten ist, formuliert. Da eine differenzierte Darstellung der Einzelauswertung von Gruppengesprächen und Abschlußinterviews den Rahmen dieser Arbeit sprengen würde, wurden in einem zweiten Schritt alle erhal-

---

37    vgl. Strauss 1994

tenen Daten zusammengenommen, um daraus die Gesamtauswertung zu erarbeiten. Aus mehreren zusammenpassenden Kodes ließen sich Kategorien bilden.
Einige Kodes paßten zu mehreren Kategorien und wurden dementsprechend
mehreren Kategorien zugeordnet. Die einzelnen Kategorien ließen sich in Unterpunkte aufteilen und unter übergeordnete Schlüsselkategorien zusammen-
fassen. Die Kategorien entsprechen zum großen Teil den Fragestellungen des
Forschungsprojektes, was mit den fokussierten Fragen des Leitfadens zusammenhängt. Es hat sich allerdings auch eine Kategorie gebildet, die neu und un-
erwartet war. Das deutet auf die Offenheit des Forschungsprozesses hin. Einige
Kodes, die nicht ohne weiteres in die bestehenden Kategorien paßten, wurden
unter Restkategorien gesammelt. Ich habe mich entgegen meiner anfänglichen
Absicht dazu entschlossen, diese Restkategorien nicht in die Darstellung der
Ergebnisse mit aufzunehmen, da die angesprochenen Themen teilweise zu weit
vom Forschungsinteresse dieser Arbeit entfernt waren und eine vollständige
Darlegung aller Ergebnisse über den Rahmen dieser Arbeit hinausgehen würde.

# D  Darstellung der Ergebnisse

In diesem Kapitel werden die einzelnen Kategorien dargestellt und mit Zitaten aufgefüllt. Als Nachweis der Zitate dient die Seitenzahl des jeweiligen Transskriptes, GG 1 steht für Gruppengespräch 1, GG 2 steht für Gruppengespräch 2 etc., der Synonymname steht für das jeweilige Abschlußinterview. Beim Sortieren der Daten wurde deutlich, daß ein Zitat oft mehreren Kategorien zugeordnet werden kann, also daß die einzelnen Kategorien ineinander übergehen. Eine Einteilung der Daten in Kategorien ist immer auch ein künstlicher Trennungsprozeß, der der Übersicht halber notwendig ist. Für das Lesen der Auswertung ist es von daher wichtig, den Zusammenhang des Ganzen im Blick zu behalten.

## 1. Auswirkungen auf Körperbewußtsein und Bewegungsverhalten

Die Befragung der StudentInnen nach den Auswirkungen der Kontaktimprovisation auf Körperbewußtsein und Bewegungsverhalten bildete ein zentrales Anliegen dieses Forschungsprojektes. Die Aussagen hierzu ließen sich in vier Kategorien aufteilen:

- Auswirkungen auf das Körperbewußtsein
- Auswirkungen auf das Bewegungsverhalten
- Auswirkungen auf den Tastsinn
- Auswirkungen auf den Gleichgewichtssinn

### 1.1 Auswirkungen auf das Körperbewußtsein

Alle TeilnehmerInnen nennen Veränderungen, die das eigene Körperbewußtsein und Bewegungsverhalten betreffen. Beim Lesen der Zitate wird deutlich, wie eng Körperbewußtsein und Bewegungsverhalten zusammenhängen und daß eine Veränderung des Körperbewußtseins eine Veränderung des Bewegungsverhaltens mit sich bringt. Zur Kategorie 'Körperbewußtsein' haben sich vier Unterpunkte als sinnvoll erwiesen:

- das Bewußtsein für den eigenen Körper verfeinert und erweitert sich
- durch die Integration aller Körperteile wird der Körper mehr als Ganzheit erlebt
- Kontaktimprovisation bringt die Tanzenden in eine positive Körperspannung
- es entsteht ein liebevollerer Umgang mit dem Körper

## 1.1.1 Das Bewußtsein für den eigenen Körper verfeinert und erweitert sich

Die TeilnehmerInnen bringen zum Ausdruck, daß sie über das Tanzen von Kontaktimprovisation ihren Körper genauer kennengelernt haben. Einzelne Körperteile werden bewußter gespürt. Mit dieser vertieften Körperwahrnehmung geht einher, daß auch die Bewegungsmöglichkeiten der einzelnen Körperteile deutlicher wahrgenommen werden.

*„Da merk' ich, daß mir jetzt erst so langsam bewußt wird, was alles für einzelne Körperteile noch an mir dran sind, die sich sozusagen alle autonom bewegen können"* (Heiner im GG 1, S. 4).

*„Ich find' das auch, daß Körperteile, die für mich eher unbewußt waren oder nur 'normal bewußt', daß die auf einmal so bewußt werden, daß ich mit denen auch aktiv führen kann"* (Friederike im GG 1, S. 6).

*„Ich find' das ganz spannend, da abzuspüren .... so ein Schienbein gespürt zu haben, wie das sich eigentlich genau anfühlt. Das ist für mich faszinierend, weil das eine Ebene ist, über die man oft drüber weg geht, auch dann, wenn man am Körperbewußtsein arbeitet, 'ich spüre meinen Fuß' oder so was. Aber rein diese Schicht, da sind Knochen, da sind Muskeln, die fehlt einem sonst oft".* (Sebastian im GG 1, S. 5)

Für Friederike führt das vertiefte Bewußtsein für den eigenen Körper mit seinen Bewegungsmöglichkeiten zu mehr Präsenz.

*„Zum Beispiel haben wir mal die Wirbelsäule gemacht und dann hab' ich das ganz präsent. Das war für mich ziemlich neu und auch spannend, daß man Bewegung von da aus initiiert und daß man so eine Präsenz einfach bekommt. Das macht die Bewegung vielleicht nicht anders, aber man empfindet sie dann anders"* (Friederike im GG 1, S.1).

Mit diesem verfeinerten Körperbewußtsein entwickelt sich ein genaueres Gespür dafür, in welcher Stellung sich der Körper im Raum befindet. Die Körperwahrnehmung während der Bewegung wird intensiviert.

*„Ein Beispiel ist, daß ich mich weniger stoße, also daß ich ein bißchen mehr weiß, wo ich mich im Raum befinde"* (Heiner, S. 7/8).

*„Und ich spür die ganze Bewegung in Zeitlupe, ich spür alles und es gibt keinen Bruch in meinem Körper, wo ich irgendwie nicht mehr weiß, was er gerade macht oder wie ich mich gerade fühle, wo ich gerade bin"* (Friederike, S. 4/5).

## 1.1.2 Durch die Integration aller Körperteile wird der Körper mehr als Ganzheit erlebt

Friederike ist als Kind sehr schnell gewachsen. Damit erklärt sie sich, daß ihr der Zusammenhang in ihrem Körper zwischen oben und unten, zwischen Kopf, Rumpf und Beinen oft fehlt. Durch die ausgedehnte Bewegungsarbeit am Boden hat sie die Verbindung zwischen Rumpf und Beinen neu entdeckt. Sie genießt es regelrecht, am Boden zu sein und fühlt sich mit dem Boden verbunden. So kann sie ihren Körper mehr als Ganzheit erleben und mühelos die Ebenen wechseln.

*„Ja, für mich ist das Wesentliche die Verbindung zwischen Rumpf und Beinen, also den Körper als Ganzheit zu erleben, natürlich mit verschiedenen Teilen und daß auch verschiedene Teile in bestimmten Situationen anders betont werden, aber so die Möglichkeit des Flusses im eigenen Körper irgendwie zu spüren"* (Friederike, S. 4).

*„Das fand ich ganz toll, dadurch den Boden nochmal neu zu entdecken und es genießen zu dürfen, auch mal nur am Boden zu sein und nicht irgendwie stehen zu müssen oder in dieser halben Ebene zu sein. Weil ich dieses Boden-gefühl so ein bißchen ausgedehnt habe auf die obere Ebene, habe ich einfach das Gefühl, ich bin kleiner, in dem Sinne, ich gehöre mehr zum Boden, also ich bin nicht irgendwie da drauf, sondern ich bin mit dem Boden verbunden. Mein ganzer Körper ist irgendwie eine Einheit und ich kann die Ebenen wechseln"* (Friederike, S. 2/3).

Mit einem anderen Bild beschreibt Heiner ein ähnliches Phänomen. Er spricht davon, daß sein Körperbewußtsein 'ein Stück runtergerutscht' sei.

*„Und ansonsten so im Bild gesprochen, daß es einfach ein Stück runtergerutscht ist. Das gelingt mir zwar nicht immer, aber ich merke, daß es von der Tendenz her viel mehr vom Kopf runter in den Rumpf, in die Arme, auch in die Beine hinein, einfach bewußter alles ist. Und das ist einfach sehr schön, dann erlebt man sich auch als Ganzer. Und das ist schon eindeutig durch dieses Kontakt-tanzen angestoßen worden"* (Heiner, S. 1).

### 1.1.3 Kontaktimprovisation bringt die Tanzenden in eine positive Körperspannung

Zum Einen wird die Fähigkeit zur Entspannung wieder gelernt. Verspannungen werden bewußter wahrgenommen und können leichter losgelassen werden.

*„Also ein großes Wort, was mir jetzt einfällt, auch in Bezug auf den Alltag, wie sich das dann auswirkt, ist bei mir 'Loslassen'. Mir fällt immer wieder auf, also überall, am Frühstückstisch oder auch beim Üben, irgendwelche ganz ungeschickten Positionen oder Verspannungen, also ganz sinnlose Sachen, und dann einfach loslassen, das ist nur ein kleiner Impuls,  und dann lockern oder Schultern fallen lassen und so, das passiert öfter als früher"* (Heiner im GG 2, S. 3).

*„Auch im Alltag wurden mir Entspannungs- oder Verspannungszustände bewußter, also daß ich bewußter hinfühlte, wo lasse ich jetzt los, wo lasse ich nicht los und welche Körperhaltung tut mir gut, wenn ich sitze, wie sitze ich? Also, daß da noch ein größerer Zugang war zu diesem Hinspüren .... ja auch so ein Bild vom eigenen Körper zu bekommen"* (Sabine, S. 1).

Kontaktimprovisation scheint dazu beizutragen, Flexibilität und Durchlässigkeit im Körper herzustellen.

*„Ich brauch' einfach eine ganz bestimmte Art von Körpertraining und wenn ich das nicht habe, dann werde ich steif und fest und unbeweglich und phantasielos. Ich habe mir eigentlich immer irgendwas gesucht, was das ein bißchen herauslockt und so eine Art von Körpertraining auch ist. Und ich finde, daß Kontaktimprovisation dafür auf jeden Fall gut geeignet ist"* (Stefan im GG 4, S. 4).

*„Ich stelle fest, daß ich viel lockerer geworden bin, also nicht mehr so steif, nicht hier verspannt oder da verspannt, sondern formbar. Mein Körper ist formbar und das ist ein schönes Gefühl"* (Anke im GG 2, S. 4).

*„..... daß der ganze Körper und das Bewegungsverhalten auch im Alltag ein bißchen flexibler und weicher geworden sind"* (Heiner, S.1).

Auf der anderen Seite beschreiben die TeilnehmerInnen sehr deutlich, daß sie durch das Tanzen in eine gute Körperspannung hinein kommen. Diese positive

Körperspannung äußert sich z. B. in dem Gefühl, nach dem Tanzen sehr wach und energiegeladen zu sein. Auch der Aufmerksamkeitspegel und die Fähigkeit, nach so einer Tanzsequenz Musik zu machen, steigt.

*„Ja, ich kann das auch unterstützen, daß ich danach immer in einem guten Spannungszustand bin, also sehr wach bin und auch irgendwie viel Power hab',* *obwohl man ja viel gemacht hat und viel geschwitzt hat, aber ich bin dann* *immer sehr wach. Ich hab' ja hinterher immer die Probe und die geht immer total* *schnell vorbei. Und ich hab' auch das Gefühl, mein Spiel ist dynamischer als* *vorher"* (Sabine im GG 2, S. 2).

*„..... daß ich in einem unheimlich guten Spannungszustand war, um Musik zu* *machen und eine sehr hohe Wachheit da war und eine hohe Aufmerksamkeit* *und irgendwie auch, also obwohl es dann spät abends war, eine gute Energie,* *also daß Müdigkeit weg war. Und ich hab' mir gedacht, daß es vielleicht damit* *zusammenhängt, daß über so eine Bewegungsarbeit bestimmte zu starke Span-* *nungen, Blockierungen im Körper gelöst werden"* (Sabine im GG 4, S. 6).

Beim Tanzen von Kontaktimprovisation ist es möglich, aktiv und passiv zugleich zu sein, womit sich das Entstehen dieser positiven Körperspannung erklären läßt.

*„Man ist wirklich entspannt und aktiv gleichzeitig, das find' ich toll. Man ist* *irgendwie richtig wach und trotzdem gleichzeitig entspannt"* (Jonas im GG2, S. 1).

### 1.1.4 Es entsteht ein liebevollerer Umgang mit dem Körper

Mit der Vertiefung ihres Körperbewußtseins entwickeln die Einzelnen einen liebevolleren Umgang mit ihrem Körper, insbesondere auch im Alltag. Verspannungen werden direkter wahrgenommen und können aufgelöst werden. Heiner und Sabine beschreiben, daß sie deutlicher spüren können, was ihr Körper für Bedürfnisse hat. Beide versuchen im Alltag, diesen Bedürfnissen mehr nachzugehen.

*„Also letzten Endes ist es einfach ein liebevollerer oder aufmerksamerer Umgang mit dem Körper, weil man den einfach vernachlässigt. Wenn man da z. B. eine Tasche die ganze Zeit hängen hat, so was Blödes, und solche Sachen sind einem früher nicht aufgefallen. Höchstens kamen dann viel später irgendwelche Rückkoppelungen in Form von Schulterschmerzen oder so und ich glaub', jetzt ist es halt eher sozusagen vorbeugender"* (Heiner im GG 2, S. 6).

*„Also, im Alltag fange ich morgens gerne mit Bewegung an, also da habe ich jetzt kein konkretes Gymnastikprogramm oder so, aber daß ich einfach gucke, wonach fühlt sich jetzt mein Körper, um den Körper so wach zu machen. Oder wenn ich merke, daß ich am Schreibtisch sitze und es verspannt sich alles, daß ich dafür sensibler geworden bin und dann eben aufstehe und irgendwas anderes mache, um da wieder raus zukommen. Also das ist mir etwas sehr Wertvolles geworden"* (Sabine, S. 4).

*„ .... daß man so ein Körpergefühl entwickelt, ja daß man liebevoller mit dem umgeht und auch auf Zeichen mehr achtet, was der einem so zeigt, also was für Bedürfnisse dahinter stehen. Also jetzt so leichte Krankheiten mit irgendwelchen Kopfschmerzen und Magensachen oder so, daß da das Verständnis immer größer wird: Aha, alles klar, der möchte jetzt das"* (Heiner, S. 8).

## 1.2 Auswirkungen auf das Bewegungsverhalten

Das veränderte Körperbewußtsein wirkt sich auf das Bewegungsverhalten aus. Bei dieser Kategorie haben sich vier Unterkategorien ergeben:

- neue Bewegungsmöglichkeiten werden entdeckt
- ein ökonomischeres Bewegungsverhalten entwickelt sich

- Bewegungsmuster aus der Kindheit werden wieder aktiviert
- das Bewegungserleben verändert sich

## 1.2.1 Neue Bewegungsmöglichkeiten werden entdeckt

Mit der genaueren Wahrnehmung der einzelnen Körperteile entdecken die TeilnehmerInnen, daß sie von diesen Körperteilen aus Bewegungen anführen können. Die Vielfalt der eigenen Bewegungsmöglichkeiten wird erfahrbar.

„.... daß ich mit denen *(den Körperteilen, Anm. der Verf.) auch aktiv führen
kann. Also bei der Wirbelsäule war das total stark, da hab' ich auf einmal eine
ganz neue Bewegungswelt entdeckt und bei den Füßen eigentlich auch."*
(Friederike im GG 1, S. 6)

*„Also, ich habe neue Bewegungsmöglichkeiten kennengelernt und eine neue
Beweglichkeit bekommen, auch durch das Bewegen zu zweit. Wobei ich da merke, das ist noch total ausbaufähig"* (Sabine, S. 5).

Heiner betont in diesem Zusammenhang besonders die Eigenständigkeit der einzelnen Körperteile, von denen aus sich die Bewegung fast wie von selbst entwickelt. In seinen Worten ausgedrückt werden die Körperteile 'autonom'.

*„Also, überall fängt es an sich zu regen und überall kann Bewegung auch vor
allem gleichzeitig stattfinden, also die linke Hand und das Knie und der Fuß,
alle fangen an, irgendwie Impulse zu setzen"* (Heiner im GG 1, S. 4).

*„Ja, das ganz Spannende, was ich beim Tanzen erlebt habe, ist, daß so vieles
gleichzeitig passieren kann und auch gleichzeitig vom Bewußtsein wahrgenommen werden kann, daß also dort der Fuß irgendwas Eigenständiges macht, dort
die Finger und dort der Rücken sich auch noch irgendwo abwälzt zum Beispiel.
Also daß die einzelnen Körperteile so autonom werden und dieses Experimen-*

tieren, daß überall Bewegung anfangen und auch eben bewußt ausgeführt werden kann und nicht alles irgendwie nebeneinander funktioniert" (Heiner, S. 8/9).

Durch die intensive Arbeit am Boden hat Friederike (wie schon unter 1.1.2
beschrieben) ein neues Körpergefühl entwickelt. Die Integration von Rumpf und
Beinen und das Gefühl der Verbundenheit mit dem Boden sind ausschlaggebend
dafür. Jetzt kann sie den Ebenenwechsel, der für sie am Anfang mit Angst und
Unsicherheit besetzt war, genießen. Ihr gut entwickeltes Raumbewußtsein, das
Spüren des Bodens, der Decke und der Wände, gibt ihr die nötige Sicherheit,
sich auf das Spiel mit der Schwerkraft einzulassen.

*„Also von der oberen Bewegungsebene, also vom Tanzen im Stehen oder sowas
bis hin zum Tanzen am Boden, daß da für mich am Anfang des Kurses ganz oft
so ein Bruch war oder so eine Art .... wie könnte man das sagen, daß der mittlere Raum nicht ausgefüllt war und für mich von daher eher mit Angst oder
Unsicherheit besetzt war"* (Friederike, S. 2).

*„Also, es ist wie ein Spiel mit verschiedenen Zuständen, mal bin ich halt oben
und mal bin ich unten und ich muß nicht ständig durch irgendwelche Mauern
oder Löcher durch oder so was"* (Friederike, S. 3).

*„Also auf jeden Fall, daß nicht nur meine Fußflächen den Boden spüren, son-
dern daß ich mit dem ganzen Körper den Boden spüre und trotzdem auch die
Wände und die Decke und so, und auch meine Möglichkeit, mich vom Boden zu
lösen. Und wenn ich mit jemanden tanze, also wenn ich jetzt auf dem Rücken
von jemanden bin, daß ich trotzdem durch den Rücken durch die Erdanzie-
hungskraft spüre und mich nicht dagegen wehre, weil ich denke, es tut weh,
wenn ich falle, sondern das auch genieße, wieder an den Boden zu kommen und
wieder aufzustehen, diese Wechsel halt"* (Friederike, S. 3).

## 1.2.2 Ein ökonomischeres Bewegungsverhalten entwickelt sich

Einhergehend mit dem genaueren Körperbewußtsein entwickelt sich ein ökonomischeres Bewegungsverhalten, d. h., daß nur soviel Energie für eine Bewegung
benutzt wird, wie zur Ausführung dieser Bewegung auch wirklich notwendig
ist. Heiner beobachtet, daß er beim Bewegen mit seiner Energie sinnvoller
umgeht. An dem Zitat von Jonas läßt sich aufzeigen, daß Alltagsbewegungen,
wie z. B. das Fahrradfahren, mit einer verbesserten Körperwahrnehmung leichter gehen.

*„Also, daß man mit der Energie ein bißchen mehr haushaltet und einfach ge-
schickter mit ihr umgeht. So, wie wenn man in eine Schwingtür kommt und
dann so lange wartet, daß man die Kraft einfach nutzt und dann durchgeht,
wenn die Schwingtür sowieso gerade aufgeht. Also, daß man so etwas wacher
geworden ist für eine sinnvollere Nutzung von Energie, von Körperenergie."*
(Heiner, S. 1)

*„Ich merk' richtig so einen fetten dicken Knochen und dann hab' ich das Gefühl,
daß es dann insgesamt einfacher geht. Ich bilde mir irgendwie ein, daß wenn ich
die Knochen besser spür', daß ich dann irgendwie lockerer bin und das klappt
ganz gut so"* (Jonas im GG 2, S. 1).

## 1.2.3 Bewegungsmuster aus der Kindheit werden aktiviert

Die Tanzenden fühlen sich an die eigene Kindheit erinnert, an Momente des
Tobens und Herumtollens. Jonas erlebt an dieser Stelle, daß Kinder Bewegungserfahrungen machen dürfen, die in der Erwachsenenwelt oft keinen Raum
mehr haben.

*„Also mich erinnert das hier auch oft .... an Kinder eigentlich, .... wie ich früher*

*mit meinem Vater so rumgetobt habe"* (Sabine im GG 2, S. 5).

*„Für mich ist das in erster Linie wirklich was Tolles, das macht einfach Spaß. Ich hab' so die Assoziation Kinder, als Kind hab' ich das immer gehabt, Rumtollen und so und das ist weg. Du darfst es eben nicht machen"* (Jonas im GG 1, S. 1).

Sabine ist als Kind nicht gekrabbelt und hat sich in dieser Lage immer sehr unwohl gefühlt. Sie hat praktisch einen wichtigen Schritt in der kindlichen Bewegungsentwicklung übersprungen. Bei einer Unterrichtssequenz, die den Fokus auf der Wahrnehmung der eigenen Beine und deren Bewegungsmöglichkeiten hatte, hat sie neue Wege vom Liegen in die Krabbelposition und wieder zurück gefunden.

*„In dieser Ebene fühlte ich mich immer so ungelenkig. Also schon als Kind, ich weiß noch im Schulsport in der Grundschule, wenn wir da irgendwas im Vierfüßlergang oder so machen sollten, da fühlte ich mich immer ungelenkig und langsam und wollte ganz schnell raus aus dieser Position"* (Sabine, S. 2).

*„Ich fand' heute die Arbeit mit den Beinen ganz Klasse für mich. Also ich bin als Kind nicht gekrabbelt und ich habe mich in dieser Krabbelposition eigentlich immer sehr unwohl gefühlt und habe heute ganz neue Möglichkeiten gefunden, gerade von dieser Boden- in diese Krabbellage, diese mittlere Lage, rein zu kommen und wieder zurück. Das hat mir total viel Spaß gemacht, da hab' ich irgendwas nachgeholt"* (Sabine im GG 1, S. 6).

Weiterhin beschreibt Sabine, daß sie durch das Tanzen am Boden in eine positive Regression hinein kommt. Wenn sie beim Tanzen die Augen schließt, fühlt sie sich an das ganzkörperliche Erleben von Säuglingen erinnert. Bei Norman werden beim Getragen-Werden Gefühle von Geborgenheit wach gerufen. Er stellt zwar nicht den direkten Bezug zu Kindheitserfahrungen her, doch aus dem Gesprächszusammenhang heraus läßt sich diese Verbindung vermuten.

*„Also, ich hab' hier auch das Wort Regression hingeschrieben, weil ich durch diese Arbeit am Boden .... Also mir ist aufgefallen, wenn es Richtung Boden geht, dann mache ich automatisch die Augen zu und das hat für mich so ein ganzkörperliches Erleben, was diesem Erleben von Säuglingen ein bißchen ähnelt, daß man nicht mehr so analytisch erlebt, sondern auch in diesem Moment lebt. Das hängt damit, glaube ich, auch zusammen"* (Sabine im GG 1, S. 7).

*„Ja, 'Getragen-Sein,' das hat auch eine enorme Geborgenheit finde ich so, Gewicht abzugeben .... wirklich"* (Norman im GG 2, S. 6).

## 1.2.4 Das Bewegungserleben verändert sich

Ein besonderer Aspekt bei der Kontaktimprovisation ist, daß die Tanzenden keine vorgeschriebenen Bewegungen ausführen müssen, sondern wirklich ihren 'eigenen Tanz' finden können. Von daher können die Bewegungen sehr authentisch sein, d. h. die Tanzenden bewegen sich so, wie es ihnen selbst und ihrem Verhältnis zum Partner oder zur Gruppe in diesem Moment am meisten entspricht. Von Sebastian wie auch von Friederike wird dieser Aspekt von Bewegungsfreiheit und Bewegungsauthentizität  als angenehm erlebt.

*„Dieses 'seinen eigenen Tanz finden' finde ich eine schöne Sache, daß ich dann Bewegungen aus dem Moment heraus mache, ohne viel zu überlegen. Das Gefühl, es gibt irgendeine Bewegung, die jetzt im Moment gerade richtig ist, und zwar einfach vom Gefühl her, weil sie meinem Gefühl und meinem Verhältnis zur Gruppe entspricht oder so"* (Sebastian, S. 3).

*„Für mich ist das Faszinierende oder das Tolle an Kontaktimprovisation, daß man genau seine Bewegungen tanzen kann und genau von dem ausgehen kann, wo man gerade steht, wenn es jetzt ein freier Tanz ist"* (Friederike, S. 1).

Das Gefühl von Vertrautheit und Sicherheit ist für Friederike eine Voraussetzung dafür, daß der Tanz sich voll entfalten kann. Dieses Gefühl entsteht, wenn sie mit sich selbst, mit ihrer Partnerin und mit dem Boden vertraut ist. Genau zu spüren, wo der Boden ist, scheint wesentlich zu ihrem Sicherheitsgefühl beim Tanzen beizutragen.

*„Einfach dieses Gefühl, da ist ein vertrauter Körper und der Boden ist mir vertraut und ich bin mir vertraut und das sind diese drei Komponenten so ein bißchen, mit denen ich spiele"* (Friederike, S. 7).

*„Ich glaube, für mich ist das Wesentliche dieses Körpergefühl von Sicherheit und Bewegungsfreiheit. Ich kann mich bewegen, wie ich möchte, beziehungsweise mein Körper weiß, wie er sich bewegen kann, wenn ich den Kontakt zum Boden habe. Das heißt nicht, daß ich immer am Boden sein muß, sondern daß ich einfach spüre, wo der Boden sich befindet"* (Friederike, S. 3).

Durch das Tanzen hat Friederike entdeckt, ihre eigenen Bewegungen zu genießen. Früher hatte die Bewegung von einem Ort zum anderen für sie etwas rein Funktionales. Das Gehen hatte sozusagen nur die Funktion, ihren Körper von einem Ort zum anderen zu transportieren und war für ihr Bewegungserleben eher langweilig. Durch das genaue Spüren fängt sie an, Tanz- wie auch Alltagsbewegungen mehr zu genießen.

*„Wenn ich von Punkt A nach Punkt B möchte, dann ist es manchmal so, wenn ich mich nicht gut in meinem Körper fühle, daß es für mich einfach langweilig ist und ich die Zeit überbrücken muß. Ich bewege mich zwar dahin, aber die Bewegung hat keinerlei Bedeutung für mich. Und nach so einem Tanzabend war mein Körpergefühl so, daß ich bestimmte Bewegungen wie Laufen, Rennen oder auch mal irgendwo rüberspringen, einfach sehr genossen habe und insofern hat der Weg von einem Punkt zum anderen eine Bedeutung bekommen, einfach so etwas Lustvolles auch. Das vielleicht zu dem, was sich von der Bewegung und vom Körpergefühl auf den Alltag bezieht"* (Friederike, S. 2).

*„Es hat sich insofern auf den Alltag ausgewirkt, daß ich bestimmte Bewegungen einfach genießen gelernt habe, Bewegungen, die ich vielleicht vorher nicht gemacht habe, sondern die ich in Übungen oder so zum ersten Mal ausprobiert habe"* (Friederike, S. 1).

*„Jeden Moment spüre ich, ohne daß ich .... also in dem Moment genieße ich das dann, bis es irgendwann sozusagen so automatisch wird, daß es mir nicht mehr bewußt ist, ich es aber trotzdem fühle. Und das meine ich so ein bißchen damit, daß ich den Fluß in meinem Körper spüre, schon die Einzelheiten, aber trotzdem den Körper als Gesamtheit"* (Friederike S. 5).

Auch Heiner beschreibt, daß seine Bewegungen eine andere Qualität bekommen haben. Seine Bewegungen im Alltag bezeichnet er als kopf- bzw. augengesteuert. Die neu entdeckte Bewegungsqualität kennzeichnet er als flexibel und phantasievoll und damit, daß die einzelnen Körperteile sich eigenständig bewegen.

*„Hier merke ich, daß es aus diesen kopfgesteuerten und augengesteuerten Bewegungen im Alltag oder eben solchen sportlichen Höchstleistungen rausgeht und dann eher so was Geschmeidiges und so was Autonomes wird .... und dadurch fängt der ganze Körper an, was viel Bunteres darzustellen als irgendwie so was Eindimensionales und so was Langweiliges"* (Heiner im GG 1, S. 4).

Zusammenfassend läßt sich feststellen, daß sich über das Tanzen das Körpergefühl verändert, was sich wiederum auf das Bewegungserleben auswirkt. Dabei spielen das genußvolle Erleben und der kreative Zugang zur eigenen Bewegung eine wichtige Rolle.

## 1.3 Auswirkungen auf den Tastsinn

Bei der Kontaktimprovisation kommt der Tastsinn stark zum Einsatz. Durch das Tanzen mit Körperkontakt wird die den ganzen Körper umgebende Haut auf eine vom Tanzenden selbstbestimmte Art und Weise angeregt und aktiviert. Da der Tastsinn einer der Nahsinne ist, um die es in diesem Forschungsprojekt gehen soll, wurden die TeilnehmerInnen direkt nach ihren Erfahrungen mit dem Tastsinn und dem Erleben von Körperkontakt beim Tanzen befragt.

## 1.3.1 Erfahrungen mit dem Tastsinn

Sabine beschäftigt sich in ihren Ausführungen mit dem taktilen und dem visuellen Sinn. Sie bezeichnet sich als 'taktilen Menschen', dem die taktile Wahrnehmung im Gegensatz zur visuellen Wahrnehmung leichter fällt. Beim Tanzen von Kontaktimprovisation fällt ihr auf, daß sie viel leichter in einen Bewegungsfluß kommt, wenn sie die Augen geschlossen hat. Sie beobachtet, daß in solchen Momenten das kontrollierende Nachdenken eher in den Hintergrund tritt. Auch Sebastian scheint leichter in Fluß zu kommen, wenn er sich dem Tasten einfach überläßt. Er bemerkt, daß ihn in der beschriebenen Situation das Nachdenken nicht viel weiter bringt. Er kommt eher in Fluß und darüber auch zu sich selbst, wenn er ganz in 'dieses Tasten, dieses Spüren' hineingeht.

*„Was mein Körpergefühl angeht, da habe ich im letzten Jahr gemerkt, daß ich ein sehr taktiler Mensch bin. Das ist eine Wahrnehmung, die mir irgendwie leicht fällt und die mir wichtig ist, zum Beispiel im Gegensatz zur visuellen Wahrnehmung, die mir eher schwer fällt. Und das ist vielleicht auch ein Grund, warum ich mich zur Kontaktimprovisation von Anfang an sehr hingezogen fühlte. Ich merkte auch, daß es mir oft viel leichter fiel, in Fluß von Bewegung zu kommen, wenn ich die Augen zu hatte, wenn also dieser visuelle Sinn ausgeschaltet war und dieses Kontrollierende dadurch ein bißchen weg fiel"* (Sabine, S.1).

*„Oder daß es manchmal auch wichtig ist, zum Beispiel bei einer Rückenmassage oder so, wenn ich mich da gerade nicht so gut fühle, dann da nicht so viel drüber nachzudenken, sondern rein in dieses Tasten, in das Spüren hineinzugehen, daß das einen schon weiterbringt. Dann kommt's irgendwie auch in Fluß und irgendwann weiß ich, was ich will. Ja ich komme dann in Fluß und das ist einfach eine Konzentrationshilfe oder so"* (Sebastian, S. 7).

Friederike und Heiner bringen das genußvolle Moment beim Tasten zum Ausdruck. Beide beschreiben, daß sie sich gerne räkeln, d. h. ihren Körper im Kontakt mit einer Unterlage spüren und dabei die Haut aktivieren. Es wird deutlich, daß ihnen Tast- oder Berührungserfahrungen gut tun und daß beide danach suchen, das in ihren Alltag mehr zu integrieren.

*„Ich räkel mich unheimlich gern und lern das auch immer mehr zu genießen, auch zwischendurch mich einfach mal irgendwie zu strecken und zu räkeln. Ich hoffe, daß ich das auch noch weiter mache. Die Zeit war natürlich relativ kurz, aber so immer mehr danach zu suchen, was meinem Körper gut tut an Dehnungen und Berührungen und so. Also das mache ich schon"* (Friederike, S. 5/6).

*„Ich liege jetzt irgendwie anders im Bett und aale mich oft"* (Heiner, S. 2).

*„Also das reine Tasten, also Haut sozusagen als Tasten, wenn man das einmal entdeckt hat, wie jetzt durch das Tanzen, wo das so verstärkt wird, dann kann man da natürlich nicht so schnell von lassen. Daß man einfach öfter mit Freunden zum Beispiel 'Massage-Sessions' oder solche Sachen macht, das ist einfach sehr schön, daß man sich da auch was Gutes tut"* (Heiner, S. 8/9).

## 1.3.2 Erleben von Körperkontakt beim Tanz

Die TeilnehmerInnen beschreiben unterschiedliche Aspekte zum Thema Körperkontakt beim Tanz. Für Sebastian ist das Tanzen mit Körperkontakt eine

Möglichkeit, sich selber intensiver zu spüren. Ähnlich wie bei der Eutonie, wo zur Intensivierung der Körperwahrnehmung Bälle oder Bambusstäbe unter den Körper gelegt werden, bildet bei der Kontaktimprovisation der Körper des Partners einen Widerstand oder eine Fläche, über die sich die Tanzenden intensiver spüren können. Für Friederike entsteht durch das Tanzen mit Körperkontakt die Möglichkeit, den Partner genauer wahrzunehmen. Sie beschreibt, daß sie dadurch die 'Körpergefühle' der Einzelnen sehr gut kennengelernt hat. So entsteht Vertrauen, was für sie eine wichtige Voraussetzung ist, um sich in der Gruppe wohl zu fühlen.

*„Mit dem Körperkontakt oder dem Bodenkontakt, das ist vielleicht noch wichtig, das ist einfach eine intensive Sache von Selbstwahrnehmung, die da läuft. Das ist einfach eine ganz intensive Form, wenn man einen anderen warmen Körper bei so einer Übung dann auch noch spürt, das ist noch mal eine Intensivierung"* (Sebastian, S. 2).

*„Und insofern kann ich nur sagen, daß es für mich in der Gruppe sehr schön geworden ist, also die verschiedenen .... oder die Eigenheiten jedes einzelnen Tänzers, jeder Tänzerin kennenzulernen und auch vertraut zu werden mit den Bewegungen, mit den einzelnen Körpergefühlen sozusagen, also wie fühlt sich derjenige, wie fühlt sich diejenige an, wenn ich mit ihr tanze und das hat sich für mich schon sehr verändert"* (Friederike, S. 5).

Einige TeilnehmerInnen erleben Körperkontakt als angenehm und belebend, nach Innen wie nach Außen. Friederike kann das Tanzen mit Körperkontakt genießen, wenn es weich und durchlässig ist und mit der Abgabe von Gewicht geschieht. Es wird deutlich, daß diese Bewegungsqualität nicht von Anfang an da ist, sondern sich erst im Laufe der Zeit entwickelt.

*„Ja, ich merk', das ist so angenehm, in Körperkontakt zu bleiben, auch wenn man vielleicht nur angelehnt aneinander sitzt"* (Annette im GG 2, S. 5).

*„Also, wenn man sehr viel mit Körperkontakt gearbeitet hat, finde ich diese Momente am Tollsten, wenn man am Schluß dann noch Rücken an Rücken sitzt oder so was und man die Körperwärme auch spürt, das finde ich sehr schön. Das ist nicht nur so ein Beleben nach außen, sondern auch ein bißchen nach innen"* (Sebastian im GG 4, S. 6).

*„Also am Anfang haben sich Bewegungsabläufe eher holzig und sehr knochig angefühlt, und ungelenk und peinlich dadurch. Und das hat sich durch das 'vertraut werden' irgendwie sehr .... doch wirklich geändert, daß Bewegungen sich weich anfühlen und Spaß machen und irgendwie Körperkontakt einfach weich ist und durchlässig und trotzdem schwer und mit Gewicht und so"* (Friederike, S. 5).

Einige TeilnehmerInnen suchen danach, Körperkontakt auch in ihrem Alltag herzustellen oder bemerken, daß die Hemmschwelle dazu ein wenig geringer geworden ist.

*„Und ich krieg' auch viel mehr Lust, das öfter zu machen, wenn ich draußen irgendwo sitze, oder mit Freunden hätte ich Lust, mich auf einmal so anzulehnen und das Ganze in Gang zu bringen"* (Annette im GG 2, S. 4).

*„Ich finde es sehr angenehm mit diesem vielen Körperkontakt. Mir passiert das auch, daß ich im Alltag Leute eher anfasse oder ihnen auf die Schulter klopfe oder irgendwie sowas. Also daß einfach so diese Hemmschwelle ein bißchen weniger ist, so ganz selbstverständlich und daß es eigentlich angenehm ist"* (Sebastian im GG 2, S. 2).

Für andere ist diese Form von Körperkontakt ganz klar auf die Gruppe begrenzt. Für Sebastian sind die Welt der Kontaktimprovisation und die Alltagswelt zwei völlig verschiedene Welten, in denen ganz andere Gesetzmäßigkeiten herrschen. Bei der Kontaktimprovisation gehört es sozusagen zum Tanzen dazu, jemanden zu berühren und Körperkontakt herzustellen. Im Alltag hingegen gibt es einfach ganz bestimmte Regeln im Umgang mit Körperkontakt. Für Sebastian ist es wichtig, an dieser Stelle zwischen der Welt des Tanzens und der Alltagswelt zu unterscheiden.

*„Aber das bezieht sich halt wirklich auf die Gruppe. So im alltäglichen Leben könnte ich da wenig zu sagen"* (Friederike, S. 5).

*„Jetzt hast Du total den Körperkontakt, ist auch ein Freiraum, seh' ich ein, wenn ich draußen bin, mach' ich das auch nicht"* (Jonas im GG 1, S. 1).

*„Aber ich brauch es nicht in meinem Alltag und ich muß deswegen nicht mit jedem irgendwie nun plötzlich auf Körperkontakt gehen. Ich merke, das sind einfach andere Gesetzmäßigkeiten, die da laufen. Das ist eine andere Sprache. Bis ich jemanden berühren kann im Alltag, das folgt anderen Gesetzen. Bei Kontaktimprovisation ist es halt einfach normal, ich faß jemanden an. Im Alltag kann es sein, daß es den anderen irgendwie erst mal irritiert oder es einfach nicht angemessen ist. Ja, das ist eine andere Sprache"* (Sebastian, S. 5).

Für Sabine ist die Kontaktimprovisation ein schöner Raum, in dem eine Form von Körperkontakt möglich ist, die sonst im Alltag, außer in der ganz intimen

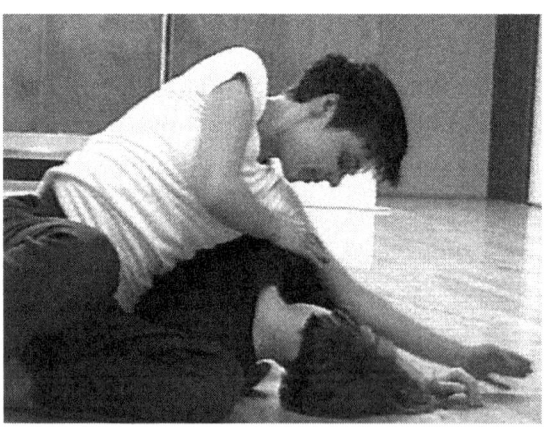

Partnerschaft, gar nicht vorzukommen scheint.

*„Für mich war das auch insofern etwas Besonderes, weil man eigentlich, jedenfalls so wie unser Alltag hier in der Regel ist, zu solchen Berührungen oder so eigentlich nur in der ganz intimen Partnerschaftsbeziehung kommt. Und das fand ich auch spannend, daß das in so einem*

*Rahmen überhaupt möglich war, auf eine ganz natürliche Art und Weise. Also dafür finde ich das auch einen sehr schönen Raum .... in unserer kontaktarmen Zeit"* (Sabine, S. 10).

Aus den Überlegungen von Sebastian und Sabine wird deutlich, wie sehr das Erleben von Berührung im Vordergrund stehen kann, so sehr, daß sogar andere Reize, wie z. B. Musik dabei ausgeblendet werden. Sebastian führt dieses Phänomen darauf zurück, daß der taktile und der kinästhetische Sinn sich seiner Meinung nach sehr vom auditiven Sinn unterscheiden. Er kommt dann aber auf eine ähnliche Erklärung wie Sabine. Das gemeinsame Bewegen mit Berührung ist offensichtlich ein Erlebnis, in das die Tanzenden so tief eintauchen, daß andere Reize, wie z.B. Musik, nicht mehr so deutlich wahrgenommen werden .

*„Und dann gibt's auch noch diesen anderen Bereich, daß Tanz und vor allem Kontakttanz ganz viel mit Berührung zu tun hat und mit so kinetischen Dingen, daß man sich bewegt. Und das ist meiner Meinung nach eine völlig andere Sache als Hören. Meine Wahrnehmung ist, daß es fast diametral entgegengesetzt ist, daß in solchen Situationen, wie Du es beschreibst, meistens sogar das Hören ausgeschaltet wird, weil die Nahsinne so aktiviert sind. Man ist ganz stark in dem, was einen berührt, in der Bewegung drin... Also daß es oft diese Momente gibt, vor allem dann, wenn die Leute gerade sehr mit ihrem Bewegungsfluß zu tun haben und mit Berührung, wenn das gerade spannend ist, dann ist die Musik nichts mehr, was irgendwie wichtig ist"* (Sebastian im GG 3, S. 3).

*„Ich wollte auch noch was zu dem sagen, was Heiner vorhin sagte. Zu dieser Sache, wenn man Musik ausblendet. Also ich habe das ab und zu auch erlebt und mir kam das immer so vor, daß es in dem Moment war, wo jetzt nicht unbedingt Musik und Bewegung so identisch und symbiotisch waren, sondern wo eher die Bewegung mit dem Partner, mit der Partnerin so dicht war, daß der Fokus dann total darauf ging. Und wenn die Musik dann auch nicht besonders aufdringlich ist, also ich denke, das ist auch noch noch ein Ding, aber wenn sie das*

*nicht ist, dann rückt sie in dem Moment total in den Hintergrund. Also so hab'
ich das eher erlebt"* (Sabine im GG 3, S. 4).

*„Es ist das im Vordergrund, was in dem Moment mehr Bedeutung hat"* (Sabine
im GG3, S. 5).

## 1.4 Auswirkungen auf den Gleichgewichtssinn

Kontaktimprovisation ist ein intensives Spiel mit dem Gleichgewicht. Der
Gleichgewichtssinn wird durch alle möglichen Formen von Drehbewegungen
und das Spiel mit dem Ebenenwechsel ständig stimuliert. Im Unterschied zu
anderen Tanzformen, bei denen der Kopf eher oben ist, kann der Kopf bei der
Kontaktimprovisation alle möglichen Positionen im Raum einnehmen. Insbesondere dadurch, daß die Tanzenden sich bei einem Kontaktduo gegenseitig
unterstützen und tragen, entstehen viele neue Positionen und Bewegungsmöglichkeiten für den Körper im Raum, die es ohne die Unterstützung durch eine
Partnerin nicht geben würde. Die TeilnehmerInnen haben das Spiel mit dem
Gleichgewicht und das 'Kopf-über-sein' vorwiegend als etwas Lustvolles erlebt.

*„Also, das find ich eher angenehm, so kopfüber zu sein"* (Sabine, S. 5).

*„Ich bin eigentlich erst zum Schluß darauf gekommen, wie lustvoll das auch ist,
'Überkopfsachen' zu machen, also sich einfach auch 'über Kopf' abzurollen oder
zu hängen oder so verschiedenste Sachen halt. Also das Thema ist für mich noch
nicht abgeschlossen"* (Friederike, S. 6).

Heiner bemerkt im Nachhinein, daß er ein großes Bedürfnis danach hatte, 'über-
kopf' zu sein. Das erinnert ihn an seine Kindheit und daran, daß Kinder viel
selbstverständlicher mit anderen Perspektiven und Blickwinkeln spielen. Für ihn
ist es auch im übertragenen Sinne wichtig, sich neue Blickwinkel und Perspektiven zu erschließen.

*„Irgendwann gegen Ende hat die GIoria (Assistentin für Videoaufnahmen) gemeint, daß ich eigentlich die ganze Zeit immer kopfüber bin. Das habe ich aber gar nicht so bewußt vorgehabt oder gemacht. Und im Nachhinein habe ich natürlich gemerkt, daß ich total das Bedürfnis danach habe, mir tatsächlich neue Welten sozusagen zu erschließen und die Welt einfach auch mal auf den Kopf zu stellen, und .... ja was als Kind viel selbstverständlicher war .... einfach zu spielen, zu experimentieren und neue Blickwinkel zu suchen .... Das kann man ja auch total übertragen sehen so"* (Heiner, S. 9).

Andere Stimulationen des Gleichgewichtssinnes bringen die Einzelnen hauptsächlich mit dem Karussell fahren aus der Kindheit in Verbindung. Sabine konnte davon als Kind nicht genug bekommen, als Erwachsene kann sie diese starke Gleichgewichtsstimulation jedoch nicht mehr genießen. Heiner wurde schon als Kind eher schwindelig davon. Es ist interessant, daß den Einzelnen entgegen ihren Erwartungen beim Kontakttanzen nicht schwindelig wird. Für Sebastian ist es wichtig, daß er das Tempo beim Tanzen selbst bestimmen kann und sich z. B. auch mal ganz langsam bewegen kann, damit ihm nicht schwindelig wird. Friederike entdeckt in der genauen Körperwahrnehmung beim Bewegen eine Hilfsmethode gegen die Orientierungslosigkeit.

*„Ich bin früher auch sehr gerne auf dem Rummel diese ganzen Dinger gefahren, um so mehr über Kopf, desto besser. Vor zwei Jahren habe ich das mal wieder gemacht und konnte es gar nicht mehr so genießen und fand das eher beängstigend und hab gedacht: So, jetzt werde ich alt, das ist das Zeichen"* (Sabine, S. 5).

*„Ich weiß noch, wie ich vor der Kontaktimprovisation gesagt habe, daß ich mit dem GIeichgewicht echt Probleme habe. Vielleicht nicht Probleme, aber daß es mir eben schwindelig wurde, wenn ich Karussell gefahren bin. Also Karussell fahren habe ich noch nicht wieder getestet, aber eigentlich hätte mir öfter übel werden müssen, nach den ganzen Kopfständen, die ich da gemacht habe* (bei der Kontaktimprovisation, Anm. der Verf.) *"* (Heiner, S. 9).

*„Ich habe sonst immer ein bißchen Schwierigkeiten und muß aufpassen, daß mir nicht schwindelig wird. Ich habe aber auch das Gefühl, daß ich das jetzt nicht übertrieben habe, sondern daß ich das mit langsamen Bewegungen immer ausgleichen konnte."* (Sebastian, S. 7).

*„Irgendwann habe ich gemerkt, wenn ich mich auf meinen Körper und auf meine Beine konzentriere, vor allen Dingen, in dem Moment, wenn ich quasi 'über Kopf' bin, dann verliere ich auch nicht die Orientierung. Solange ich in meinem Körper drin bin und wirklich zu spüren versuche, kann ich  tatsächlich die ganze Bewegung in Zeitlupe wahrnehmen, also ich komme mit dem Bewußtsein relativ schnell mit"* (Friederike, S. 6).

Darin liegt sicherlich ein wesentlicher Unterschied zum Karussell fahren. Beim Karussell fahren kommt die den Gleichgewichtssinn stimulierende Bewegung von außen. Die Einzelnen bewegen sich nicht selbst, sondern werden bewegt. Von daher können sie das Tempo der Bewegung nicht selber bestimmen und den eigenen Körper nicht so direkt spüren, wie das beim Tanzen der Fall ist.

## 2. Auswirkungen auf das musikalische Improvisationsverhalten

Die Frage nach den Auswirkungen der Kontaktimprovisation auf das musikalische Improvisationsverhalten war ein weiterführender Aspekt dieses Forschungsprojektes. Die Aussagen der TeilnehmerInnen hierzu ließen sich vier Kategorien zuordnen:

- Kontaktimprovisation als Vorbereitung für die musikalische Improvisation
- Transfermöglichkeiten von Tanzerfahrungen auf die musikalische Improvisation
- Reaktivierung zugeschütteter Fähigkeiten
- Erfahrungen mit der Improvisation

## 2.1 Kontaktimprovisation als Vorbereitung für die musikalische Improvisation

Für manche TeilnehmerInnen erwies sich die Kontaktimprovisation als eine gute Vorbereitung für die musikalische Improvisation. Jonas drückt das ganz treffend mit folgenden Worten aus : *„Für mich war es nach wie vor eine gute Hilfe, über körperliche Improvisation in den Zustand zu kommen, wo mir Improvisation leichter fällt"* (Jonas , S. 2).

Friederike stellt dar, wie sich die Intensivierung des Körperbewußtseins auf das Instrumentalspiel auswirkt. Durch das Tanzen erhöht sich die Aufmerksamkeit für den eigenen Körper. Diese Aufmerksamkeit läßt sich auf das Instrumentalspiel übertragen. Es bekommt mehr Körperlichkeit. Friederike stellt an dieser Stelle wieder eine Verbindung zwischen Spüren und Genießen her. In dem Moment, wo sie die Bewegungen beim Instrumentalspiel genauer spürt, fängt sie an, diese Bewegungen zu genießen.

*„Die Aufmerksamkeit für den eigenen Körper ist erhöht und dadurch kriegt das Spiel mehr Körperlichkeit .... eher vom Bewußtsein"* (Friederike im GG 4, S. 4).

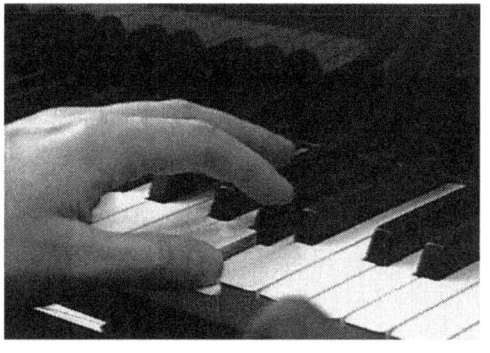

*„Das hat sich für mich neu oder angenehm bemerkbar gemacht, daß es ein Körpergefühl beim Spielen gibt, ein angenehmes Körpergefühl"* (Friederike, S. 9).

*„Beim Übergang vom Selbertanzen zum Musikmachen war für mich eigentlich das Wichtigste, daß ich mich vorher selber bewegt habe. Also meinen Körper zu spüren, meine Energien, oder der Energielevel, der einfach ein bißchen höher ist und auch die Aufmerksamkeit für die Bewegung beim Musizieren. Also wenn*

*ich jetzt mit 'sticks' irgendwas mache, dann spüre ich halt viel mehr und genieße*
*auch viel mehr, daß ich die Hände hebe und senke und was die 'sticks' machen*
*und so, das spüre ich alles und bin deswegen gerne zu Instrumenten gegangen,*
*wo die Hände sich relativ frei bewegen können"* (Friederike im GG 4, S. 3).

## 2.2 Transfermöglichkeiten von Tanzerfahrungen auf die musikalische Improvisation

Auf die Frage hin, was sich vom Tanzen auf die musikalische Improvisation
übertragen ließ, wurden zwei Punkte genannt:

- die innere Dynamik läßt sich übertragen
- innere emotionale Bilder lassen sich übertragen

Für einige StudentInnen ergaben sich hierbei aber auch Schwierigkeiten. Alle
Aussagen hierzu wurden unter einem weiteren Punkt zusammengefaßt.

### 2.2.1 Die innere Dynamik läßt sich übertragen

Ganz deutlich zeichnet sich ab, daß sich die beim Tanzen erlebte Dynamik auf
die musikalische Improvisation übertragen läßt. An dieser Stelle geht es nicht
so sehr um den Inhalt von Gefühlen, sondern eher um die Dynamik von
Gefühlen, um körperliche Spannungszustände, die sich dementsprechend in
einer musikalischen Improvisation äußern.

*„Bestimmte Spannungszustände, die in der Tanzimprovisation Bedeutung hat-*
*ten, ließen sich auf die musikalische Improvisation übertragen"* (Sebastian, S. 9).

*„Das ließ sich übertragen und auch innere Bilder oder so ein inneres Gefühl von*
*entweder Ruhe oder .... also Dynamik ist vielleicht das Wort, ja, so eine innere*
*Dynamik, die ließ sich für mich gut übertragen. Da ist für mich auch so ein*

*Zusammenhang zwischen Bewe-*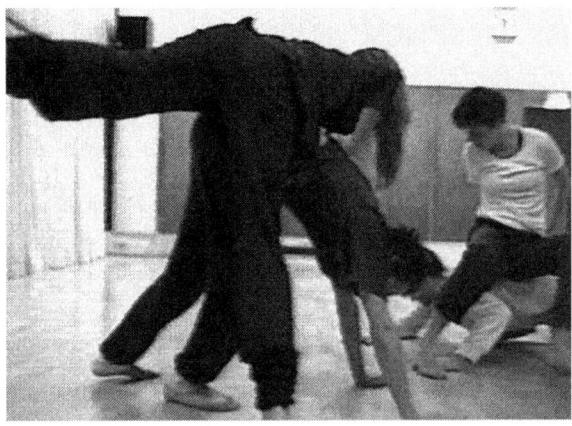
*gen und Musikmachen. Ich denke,*
*Bewegung sogar allgemein, jetzt*
*nicht nur Kontaktimprovisation,*
*wirklich Spannung, Dynamik"*
(Sabine, S. 7).

*„Bei der Säuglingsforschung gibt*
*es eben diesen Begriff 'Vitalitäts-*
*affekt', wo es jetzt nicht nur um*
*Affekte geht, sondern um die*
*Dynamik der Gefühlsäußerungen, also gesteigerte Freude, abschwächende*
*Freude. Und ich glaube, das sind so Parallelen, die man sowohl in Bewegung*
*ausdrückt, als auch in der Musik"* (Sabine im GG 3, S. 14).

*„Ich kann dieses Gefühl nicht beschreiben. Es ist nicht eine bestimmte Emo-*
*tion, aber es ist immer ein sehr gelöster Zustand, fast ein wenig euphorisch. Das*
*Merkwürdige ist dann aber immer, daß ich was in meinem Kopf höre, was ich*
*auch meistens adäquat auf die Gitarre übertragen kann"* (Jonas, S.1).

## 2.2.2 Innere, emotionale Bilder lassen sich übertragen

Für Sebastian lassen sich die beim Tanzen entstandenen Emotionen oder Geschichten auf die Musik übertragen. Er spricht von einem 'emotionalen Konzentrat', das er aus seiner Tanzerfahrung gewinnt und dann in eine musikalische
Improvisation umwandelt.

*„Wenn im Tanz irgendwelche Geschichten entstanden sind, dann konnte ich so*
*diesen groben Bogen dieser Geschichte auch in die Musik übertragen. Das blieb*
*dann so als Vorlage erhalten"* (Sebastian, S. 9).

*„Ich glaube, es war mehr so dieser emotionale Aspekt, daß ich da drauf geguckt habe. Also Bewegungsdynamik zum Beispiel als ein Aspekt..., daß mich jetzt nicht Geschwindigkeit, Tempo und Dynamik in der Musik unbedingt als musikalische Parameter beschäftigt haben, sondern wirklich immer nur so als Konzentrat, was heißt das emotional? Und daß sich bei mir das immer in so ein emotionales Bild umwandelt und ich dieses emotionale Bild dann auch in der Musik zur Sprache bringen kann"* (Sebastian, S. 9).

*„Für mich ist es halt mehr dieser emotionale Extrakt, oder es sind manchmal auch Bilder, irgendwie wie so ein Traumbild oder so was, das dann entstanden ist"* (Sebastian, S. 10).

Eine wichtige Voraussetzung dafür, daß die Übertragung von Tanzerfahrungen in eine musikalische Improvisation klappt, ist der nahtlose Übergang. Ein bestimmter Zustand oder eine Inspiration, die sich beim Tanzen eingestellt hat, muß sofort und ohne Unterbrechung in eine musikalische Improvisation umgewandelt werden.

*„Beim Übergang vom Tanzen an ein Musikinstrument war es eigentlich nur dann eine ganz dichte Musikimprovisation, wenn es wirklich nahtlos hinüberging, also vielleicht sogar mit geschlossenen Augen getanzt und dann sofort an ein Instrument, um die Impulse, die sich gerade noch in Bewegung ausgeformt haben, dann eben in Klänge zu transferieren"* (Heiner, S. 4).

*„Wichtig dabei ist, daß es schnell gehen muß. Ich kann dann keine andere Musik hören oder mich auf andere Improvisationen einstellen"* (Jonas, S. 1).

## 2.2.3 Schwierigkeiten beim Transfer von Tanzerfahrungen auf die musikalische Improvisation

Es tauchten auch Schwierigkeiten beim Transfer von Tanzerfahrungen auf die musikalische Improvisation auf. Friederike fällt es schwer, Tanzerfahrungen auf eine musikalische Improvisation zu übertragen, da Musik- und Tanzimprovisationen für sie auf zwei verschiedenen Ebenen stattfinden. Die jeweilige Form und Dynamik der Improvisation entwickelt sie aus dem Moment heraus und nicht so sehr in Abhängigkeit von dem, was vorher war.

*„Gerade zu dem Thema Musik und Tanz: Für mich sind das immer noch zwei total verschiedene Welten. Also, wenn jemand spielt, während ich tanze, dann habe ich das Gefühl, daß der Raum für mich klarer wird oder lebendiger, weiß ich nicht, der kriegt eine eigene Farbe und mit dem kann ich dann auch noch zusätzlich tanzen. Aber es sind für mich echt zwei verschiedene Ebenen und auch gleichzeitig zwei Sachen, die sich irgendwie entwickeln. Also wenn ich jetzt mit jemanden zusammen tanze, dann entwickelt sich das ja auch oder es verändert sich .... eigentlich stehen bleibt es ja nie, also irgendeine Form von Dynamik hat es immer"* (Friederike im GG 3, S. 7).

Für Sebastian stellt das Vorhandensein einer gewissen Spieltechnik die Voraussetzung für eine gelungene Improvisation dar. Beim spontanen Improvisieren stößt er an die Grenzen seiner Technik. Innerlich gehörte musikalische Motive kann er gar nicht auf dem Instrument umsetzen, weil ihm die Spieltechnik dazu fehlt.

*„Aber es gibt auch diesen Bereich, wo es dann nicht mehr funktioniert, wo man wirklich merkt, zum Beispiel die Technik des Instruments, Klavierspielen oder so. Das ist nochmal eine ganz andere Sache. Da komme ich immer an diese ganz bestimmten Grenzen ran, ich habe dann zwar Inspiration und kriege vielleicht ein bißchen mehr hin, aber die Technik ist noch mal ein ganz eigenes Feld. Auch*

*so diese Sachen wie Melodik und Harmonik, das ist auch noch mal ein ganz eigenständiger Bereich, in dem man sich erst mal richtig zurecht finden muß"* (Sebastian im GG, S. 2/3).

*„Ich erzähle jetzt einfach mal: Wenn ich am Klavier sitze, kann ich ein paar Sachen, bei denen ich mich sicher bewegen kann und der Rest, da weiß' ich nicht, was raus kommt. Da kann ich irgendwelche Töne drücken,* (Zustimmung von Tn) *da kommt irgendwas bei raus oder ich will irgendwas machen und dann merk' ich, meine Hand kann nicht gleichmäßig* (Lachen von Tn)*, auch wenn's mir im Moment gerade kommt, aber die Hand kann nicht gleichmäßig, sondern ist ungleichmäßig, also ich kann gar nicht machen, was mir innerlich an Musik gerade vorschwebt, weil die Technik nicht da ist"* (Sebastian im GG 3, S. 11).

Für Heiner stellt sich das Thema mit der Technik etwas anders dar. Die Ansicht, daß Musizieren nur möglich ist, wenn eine bestimmte Spieltechnik vorhanden ist, ist seiner Meinung nach äußerst hinderlich für das Improvisieren. Im Gegensatz dazu liegt für ihn ein wesentlicher Zugang zur Improvisation in der Art und Weise, wie Kinder an Musik bzw. an Bewegung heran gehen.

*„Ja, aber ich glaube, das liegt echt daran, daß wir Musik viel zu sehr noch mit Technik verbinden, also daß zum Musizieren sozusagen Technik nötig ist. Und wenn ich mir unsere Bewegung sozusagen als urmenschlichen Vorrat oder als urmenschliche Geste vorstelle, jedes Baby macht das ja sozusagen so, wie wir uns das jetzt mühsam wieder aneignen. Aber jedes Baby kann nicht so Klavier spielen, wie man herkömmlich meint, also da ist sozusagen die Technik so als Bürde noch da"* (Heiner im GG 3, S. 10).

Ein weiteres Problem beim Transfer von Tanzerfahrungen auf die musikalische Improvisation liegt darin, daß musikalische Äußerungen meist bestimmten Bewertungen unterliegen und an Konventionen geknüpft sind. Norman fühlt sich durch seine Annahme, daß seine Zuhörer bestimmte Vorstellungen davon haben, wie seine Musik zu klingen hat, beim Improvisieren sehr eingeschränkt.

*„Und dann eine Sache, die mir noch einfiel, daß dann immer sehr schnell kam, daß es harmonisch und innerhalb der Dur/Mollharmonik sein muß. Das waren dann eher Ansprüche, es muß so und so klingen. Und wenn es da völlig raus fällt irgendwie und ganz schräg klingt, dann ist das nicht gut. Also so Bewertungen, merke ich, daß sehr schnell Bewertungen durchkamen und daß das auch eine Schwierigkeit war"* (Norman im GG 3, S. 9).

*„Ja, genau, ich fand, es war ein ziemlicher Druck da, so vom Gefühl her, es kann auch alles nur halluziniert sein, aber was weiß ich, die Vorstellung, daß alle mit solchen Ohren zuhören und wie gesagt, jetzt müßte eigentlich H-Dur kommen, weil das eben jetzt besser paßt und so. Und das hat relativ viel eingeschränkt und es war dann eigentlich so eine Wut da"* (Norman im GG 3, S. 12).

Für einige TeilnehmerInnen ist die Musik stärker an Konventionen geknüpft als das Tanzen, was den experimentellen, spielerischen Umgang mit der Musik erschwert. Friederike ist aufgrund der Tatsache, daß sie Musikstudentin ist, sich selbst gegenüber im musikalischen Bereich viel kritischer als im tänzerischen Bereich. Heiner stellt fest, daß er sich durch die Kontaktimprovisation im Bewegungsbereich für neue, ungewöhnliche Wendungen geöffnet hat, was ihm im musikalischen Bereich noch nicht so gelungen ist.

*„Und ich hab von der Bewegung her nicht so die Vorstellung, das muß jetzt so und so sein und deswegen bin ich auch längst nicht so kritisch, wie ich das jetzt in der Musik wäre"* (Friederike im GG 3, S. 12).

*„Von dem Zustand haben wir uns eigentlich im Tanzen, das merke ich bei mir selber, zum Glück schon weit entfernt. Ich hab mich sozusagen offen gemacht für ungewöhnliche Wendungen, wo die Musik noch so ein bißchen hinterher hinkt"* (Heiner im GG 3, S. 9).

## 2.3 Reaktivierung zugeschütteter Fähigkeiten

Beim Tanzen von Kontakt werden Fähigkeiten wachgerufen, die in engem Zusammenhang mit der Kindheit stehen, aber im Laufe eines Erwachsenenlebens oft zugeschüttet wurden. In den Aussagen der TeilnehmerInnen tauchen Wörter auf, wie *„zugeschüttet, schief gelaufen, verstümmelt, versiegt oder in den Hintergrund gedrängt"*, was darauf hinweist, daß etwas, was in der Kindheit einmal vorhanden war, jetzt offensichtlich nicht mehr in dem Maße zur Verfügung steht. Durch die Teilnahme am Forschungsprojekt haben die TeilnehmerInnen die Qualitäten des Spielens, Experimentierens und Improvisierens wiederdeckt, was sich besonders bei den musikalischen Improvisationen bemerkbar macht. Die Aussagen hierzu ließen sich in zwei Unterpunkte aufteilen:

- Einschränkung durch die musikalische Sozialisation
- Wiederbelebung der Spielfähigkeit und der Kreativität

Im ersten Punkt wurden Aussagen zusammengefaßt, die zum Ausdruck bringen, welche Fähigkeiten durch eine einseitige musikalische Sozialisation zugeschüttet wurden. Die unter dem zweiten Punkt zusammengefaßten Zitate verdeutlichen, wie diese Fähigkeiten zum Beispiel über Kontaktimprovisation wieder aktiviert werden können.

## 2.3.1 Einschränkung durch die musikalische Sozialisation

Sabine schildert, daß sie als Kind einen recht freien und spielerischen Zugang zum Singen und zum Klavierspielen hatte. Durch einen offensichtlich schlechten Instrumentalunterricht, der diesen spielerischen Zugang nicht aufnahm, wurde Sabines spielerisches und lustvolles Verhältnis zur Musik zerstört. Heiner vermutet, daß es viele Musiker mit ähnlichen Erfahrungen gibt.

*„Also ich weiß von meinen Eltern, daß ich als Kind da eigentlich einen ganz*

*großen Zugang hatte und mir total gerne am Klavier kleine Melodien einfach ausdachte und rumspielte, ohne daß ich das Instrument jetzt gelernt gehabt hätte und auch mit der Stimme, viel entweder Lieder selber veränderte oder ganz frei herumspielte, das auch gern mal auf Kassette aufnahm und so Sachen. Es hat dann aber ziemlich stagniert, als ich angefangen habe, Instrumentalunterricht zu bekommen. Ich habe leider aus der heutigen Perspektive ziemlich schlechten Unterricht bekommen, bei dem es eigentlich nur darum ging, die Noten möglichst richtig abzuspielen. Das hat ganz viel zugeschüttet bei mir"* (Sabine, S. 6).

*„Wenn ich jetzt so viele andere Musiker sehe, dann würde ich dem Einen oder anderen einfach solche Erfahrungen wünschen, weil das so viel bereichert und erweitert und bei allen noch wach ruft, was eben vielleicht als Kind mal gelebt hat, aber dann eben so versiegt"* (Heiner S. 10).

Sabine und Jonas kritisieren ihre Ausbildung an der Musikhochschule. Sabine bemängelt, daß es während ihrer Ausbildungszeit kaum Situationen gab, in denen sie sich beim Musizieren richtig wohlfühlen und mit der Musik in Fluß kommen konnte. Jonas hat sein Musikstudium vorwiegend als Druck erlebt und beanstandet, daß er so wenig positive Rückmeldungen auf sein Spiel bekam.

*„Mir ist mit durch diese Arbeit auch deutlich geworden, daß ich das* (Erfahrungen von flow, Anm. der Verf.) *beim Musikmachen bisher, gerade auch während dieser ganzen Ausbildungszeit, ganz wenig nur hatte und das finde ich eigentlich total traurig"* (Sabine, S. 7).

*„Ich bin durch diese Arbeit auch viel in's Reflektieren gekommen, was bei mir in dieser ganzen musikalischen Ausbildung schief gelaufen ist, weil ich mich letztendlich, so sehr ich die Musik als Medium liebe, beim Musikmachen nie so richtig zu Hause gefühlt habe"* (Sabine, S. 7).

*„Ich habe mein Musikstudium stets als Druck empfunden und bin ständig wäh-
rend des Unterrichts und der Prüfungen negativ kritisiert worden. Daß ich durch
Musik auch noch positiv wirken kann, habe ich leider nur in wenigen Teilen meines Studiums kennengelernt"* (Jonas, S. 1).

Für Heiner liegt in den festgelegten Maßstäben und Normen der klassischen
Musikkultur eine weitere Einschränkung für die musikalischen Ausdrucksmög-
lichkeiten. Durch die vorwiegende Ausrichtung auf das Reproduzieren von
Musik verkümmern die eigenen schöpferischen Fähigkeiten. Alle musikalischen
Äußerungen unterliegen sofort bestimmten Bewertungen, was den Freiraum der
improvisatorischen Möglichkeiten sehr eingeengt.

*„Und das fällt mir und ich denke allgemein ziemlich schwer, weil man das ein-
fach nicht gewohnt ist. Es muß heutzutage eben alles funktionieren und rational berechenbar sein, es wird alles auch gleich bewertet. Vor allem auch in der
Musik ist alles so hochstilisiert auf so einem enthobenen Künstlerstatus, Musik
als so ein kulturelles Gut. Natürlich ist es toll, was Bach und Mozart geschaffen haben, das ist wirklich unglaublich, diese wahnsinnig komprimierten schöpferischen Ideen. Aber das Allerwichtigste ist eben, daß da ein Ausgleich entsteht,
daß wir nicht nur Sklaven sind und unser eigenes schöpferisches Wesen verkümmert. Das verkümmert eben, wenn man sich immer nur an äußeren Kriterien und Bewertungen entlang hangelt"* (Heiner, S. 3).

## 2.3.2 Wiederbelebung der Spielfähigkeit und der Kreativität

Spielen wird als etwas qualitativ Hochwertiges wiederentdeckt. Für Heiner kann
der spielerische Umgang mit Musik ganz neue musikalische Möglichkeiten er-
öffnen und stellt somit eine Bereicherung für die Improvisation dar. Auch Sebastian nennt den belebenden und inspirierenden Aspekt des Spielens.

*„Und genauso war das bei der Musikimprovisation auch. Das hat genauso wie*

*bei der Bewegung, wo ich das ja auch festgestellt habe, so was 'Urkindliches' an sich. Und vielleicht etwas, was uns verloren gegangen ist oder einfach sehr verstümmelt ist, weil das eben so in der Form nicht gefragt ist und nicht ausgelebt werden darf. Aber daß es absolut seine Daseins-Berechtigung hat, beziehungsweise einen sogar enorm bereichert, das habe ich dabei natürlich schon gemerkt"* (Heiner, S. 5/6).

*„Das ist irgendwie so was ganz Elementares, wie die ureigene Musik, die jetzt gerade in mir entsteht oder im Raum ist, wie so eine Art sechster oder siebter Sinn, der einfach total verkümmert ist. Das erinnert mich natürlich auch ein bißchen an Orff, ganz elementare Laute, Geräusche, Musik, ja Musik einfach jenseits von den Kunstkategorien, von den Kunst-Musik-Kategorien. So wie Kinder ja auch Lallen, Singen und das alles wieder reaktivieren"* (Heiner, S. 6).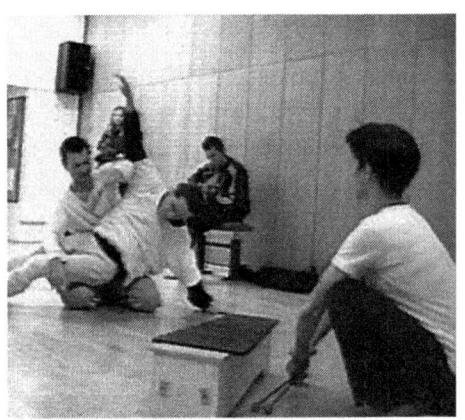

*„Wenn wir größere Sequenzen hatten, dann hatte ich das Gefühl, daß es durch diese ganz vielen Elemente auch sehr reichhaltig ist, also auch dieses Spielerische und daß man so mit ganz verschiedenen Tempi und Stimmungen was machen kann. Das ist sehr belebend für's Körperliche und fördert dementsprechend auch die Improvisation oder die Inspiration"* (Sebastian im GG 4, S. 4).

Bei Heiner wirkt sich das Spielen auf seine Kreativität aus. Neben dem reinen Reproduzieren von Musik fühlt er sich animiert, viel mehr selber schöpferisch tätig zu werden und eigene Musikstücke zu entwickeln.

*„Die Wiederbelebung der Spielfreude ist wirklich unterstützt worden. Daß einfach innerhalb der Musik das reine Reproduzieren bei mir enorm an Gewicht*

*und auch an Achtung oder so verloren hat und eben viel mehr eigenes Experimentieren und gucken, was ist mit meiner Kreativität in der Musik los, Improvisieren und so, daß das viel stärker geworden ist"* (Heiner im GG 4, S. 8).

*„Das habe ich beim Tanzen intensiv erlebt und da auch ganz direkte Analogien zur Musikimprovisation herstellen können. Das ist so was 'Urschöpferisches', etwas, was heutzutage sehr in den Hintergrund gedrängt wird, weil alles nach vorgezeichneten Modellen funktionieren soll und viel auf Reproduktion aus ist, vor allem in der Musik. Und dieses Tanzen ist wie so eine Befreiung, wie so ein Schwung, wo man das einfach mal hinter sich läßt. Und es ist eindeutig so, daß ich mir in der Musik jetzt auch einfach herausnehme, weniger Reproduziertes zu machen und mich viel mehr auf mich selbst zu verlassen"* (Heiner, S. 2).

## 2.4 Erfahrungen mit der Improvisation

Insgesamt läßt sich sagen, daß die Einzelnen durch die Erfahrungen mit der Kontaktimprovisation sich auch im musikalischen Bereich inspiriert und ermutigt fühlen, mehr zu improvisieren.

*„Und in Bezug auf die Musik bin ich noch mal mehr ermutigt worden, diese Erfahrung, die ich beim Tanzen gemacht habe, bei der Musik ganz selbstverständlich auch zu machen. Das heißt, Mut zu haben, Eigenes hervorzuholen"* (Heiner, S. 2).

*„Ich habe mich dadurch auf jeden Fall ermutigt gefühlt, mir dort* (beim Musik machen, Anm. der Verf.) *mehr Freiheiten zu nehmen und viel mehr zu improvisieren und zu entdecken, was alles auf der Flöte geht"* (Heiner, S. 6).

*„Ich habe jetzt immer mehr Lust auf's Improvisieren bekommen, selbst an das Klavier wage ich mich heran"* (Jonas, S. 2).

Die weiteren Aussagen zu diesem Thema lassen sich in zwei Bereiche gliedern. Unter dem ersten Punkt sind Aussagen zusammengefaßt, die versuchen, den Zustand beim Improvisieren und das Phänomen der Improvisation zu beschreiben. Beim zweiten Punkt stehen die Wechselwirkungen zwischen Musik und Bewegung im Vordergrund.

## 2.4.1 Zustand beim Improvisieren

Ein bestimmter innerlicher Zustand scheint wie eine Voraussetzung für das Improvisieren zu sein. Heiner betont, daß die Improvisierenden von alten Vorstellungen und Gewohnheiten loslassen müssen, um wirklich etwas Neues entwickeln zu können. Die sogenannte Zensur im Kopf gilt es auszuschalten, damit ein innerer Freiraum entstehen kann. Improvisieren bedeutet, sich wirklich dem Prozeß zu überlassen, das heißt auch, keinen festgelegten Plan vom Verlauf der Improvisation im Kopf zu haben. Im Prinzip läßt sich der von Sebastian und Heiner beschriebene Zustand beim Improvisieren als 'Flowerfahrung' bezeichnen. Äußerungen wie *„das ist ein Prozeß, der sich irgendwann verselbständigt"* und *„das funktioniert nur dann, wenn man auch wirklich einsteigt"* weisen auf eine 'Flowerfahrung' hin. Auf dieses Phänomen wird unter Punkt 3. 'Erfahrungen von Flow' noch genauer eingegangen.

*„Jaja, und das halt alles über Bord werfen und das andere 'Nur-noch-geschehen-lassen', das ist für mich einfach der 'urkünstlerische' Moment. Also bei allen Sachen, die man neu schaffen will oder schöpfen will, muß alles Bestehende über Bord geworfen werden, sonst kann nichts Neues passieren."*
(Heiner im GG 2, S. 4)

*„Das heißt, Mut zu haben, eben Eigenes hervorzuholen, diese Stille, dieses Vakuum auszuhalten oder herzustellen erstmal und dann auszuhalten, aus dem dann irgend etwas Neues entsteht und zwar jetzt ohne Planung, ohne daß man vorher schon ein Ziel hatte, wohin es gehen soll"* (Heiner, S. 2).

*„Da kommt dann schon irgend was, wenn ich eben bereit bin und kein Ziel habe und mein Kopf nicht im Weg steht. Und diesen Prozeß, daß es sozusagen 'runtersinkt', raus aus dem Kopf und eben diese gewisse Leere entstehen kann, das habe ich mitgenommen vom dem Kontakttanzen rüber zur Musikimprovisation"* (Heiner, S. 2).

*„Das ist eine Sache, wo ich denke, da geht ja ganz viel schon in Richtung Improvisation. Das ist ja auch schon dieser Improvisationsaspekt, also dieses nicht einem klaren Konzept, einem eindeutigen Konzept folgen. Aber meistens ist es einfach eine Sache gewesen, die sich aus dem Moment heraus ergeben hat, wo sich dann vieles so gefunden hat"* (Sebastian, S. 3).

*„Ja, das fand ich auch zum Beispiel bei den Musikimprovisationen immer, daß es da sehr schön war, einfach so dieses 'Übertragen und dann in die Musikimprovisation gehen' und das funktioniert nur, wenn man auch wirklich einsteigt"* (Sebastian, S. 6).

Jonas betont die Freiheit, die er beim Improvisieren hat. Er genießt es, daß er einfach nur nach seinem Gehör und seinen Klangvorstellungen improvisieren kann.

*„Das Schöne ist doch gerade bei der Improvisation, daß ich machen kann, was ich will. Das ist doch scheißegal, ob da nun H-Dur kommt oder Cis-Moll. Wenn es klingt, dann klingt es, wenn es nicht klingt, dann verwerf' ich es und mach' was anderes"* (Jonas im GG 3, S. 13).

Heiner und Sebastian weisen darauf hin, daß freie Improvisation etwas mit dem Wechselspiel zwischen aktiv und passiv, zwischen geschehen lassen und gestalten zu tun hat. Sebastian hebt den Aspekt der Stimmigkeit hervor. Seine musikalischen oder tänzerischen Äußerungen, die im Prozeß der Improvisation entstehen, erlebt er als stimmig mit sich selbst und dem jeweiligen Moment.

*„Und es ist ja dann letztlich so, so empfinde ich es, daß eine Improvisation dann sehr glücklich verläuft, wenn ein gewisser Rahmen dann doch entsteht und innerhalb des Rahmens ist dann die Freiheit. Und da entstehen dann zum Beispiel irgendwelche Motive, kleine Elemente und mit denen kann man dann auch durchaus wieder rational umgehen und einiges damit basteln, je nachdem wie man eben möchte"* (Heiner, S. 3).

*„Und was ich vorher schon meinte, daß es durchaus auch mal wieder in den Kopf rutschen kann, das ist dann eigentlich der glücklichste Moment, wenn so eine Spannung entsteht, so eine Spannung zwischen Form und 'Nicht-Form'. Und genau das habe ich auch beim Tanzen gemerkt. Wenn man jetzt nur ganz Ying ist und ganz passiv und den Bewegungen immer nur nachgibt, dann erschöpft sich das irgendwann. Das lebt ja davon, daß es eben dieses Spiel ist zwischen aktiv und passiv, zwischen nachgeben und führen, also zwischen Ying und Yang letztlich, wie die im Osten sagen"* (Heiner, S. 3/4).

*„Also es ist ein Zustand, wo die Bewegung dann nicht so viel Überlegen kostet und wo ich auch nicht das Gefühl habe, es ist beliebig, was ich mache, sondern es verschmilzt einfach so, diese Aktivität, die da schon auch drin ist. Es ist nichts, was einfach nur passiert, was über mich kommt und dann improvisiert 'Es' halt, sondern ich bin da schon auch aktiv drin, ich bin gestaltend, aber es ist einfach stimmig, ja, ganz dem Moment adäquat"* (Sebastian, S. 3).

Für Sebastian hat Musik machen immer etwas mit Improvisation zu tun, selbst dann, wenn es sich um ein klassisches Stück handelt. Ein Musikstück wird erst dann wirklich lebendig, wenn es mit dieser improvisatorischen Haltung gespielt wird.

*„Also ich denke, im Prinzip ist jedes Musik machen Improvisieren und gerade auch, wenn ich ein Lied singe, ein klassisches Lied, dann ist es immer ganz wichtig, diese Improvisationshaltung zu finden, daß es halt wirklich im Moment*

*entsteht und nicht irgendwie was 'Auswendig-Gelerntes' oder sowas ist, weil das dann irgendwie eine verlogene Sache ist . Aber wenn es in dem Moment entstehen kann, dann ist es irgendwie eine tolle Sache .... Und dafür war die Kontaktimprovisation hilfreich, um immer wieder aus dieser Erstarrung, oder was weiß ich, was da passiert, rauszukommen"* (Sebastian, S. 10).

## 2.4.2 Wechselwirkungen zwischen Musik und Bewegung

Das Sehen und Erleben von Bewegung scheint die musikalische Improvisation zu inspirieren. Die TeilnehmerInnen beschreiben, daß sie beim Improvisieren leichter in Fluß kommen, wenn sich die Anderen dazu bewegen. Der Aspekt der Beziehung zwischen MusikerInnen und TänzerInnen spielt dabei eine wesentliche Rolle. Sabine erlebt es sogar als unterstützend, wenn sie sich die Bewegung einfach nur vorstellt. Die Bewegungsvorstellung ist für sie eine Hilfsmethode, um ihre musikalischen Ideen in eine Improvisation auf dem Instrument umzusetzen.

*„Weiterhin ist es für mich sehr inspirierend, wenn ich Leute während des Tanzens beobachten kann. Es entwickeln sich für mich manchmal richtige Zwiegespräche. Es ist dann wie beim Kontakttanzen, ich bin bei mir selber und gleichzeitig bei dem anderen"* (Jonas, S. 2).

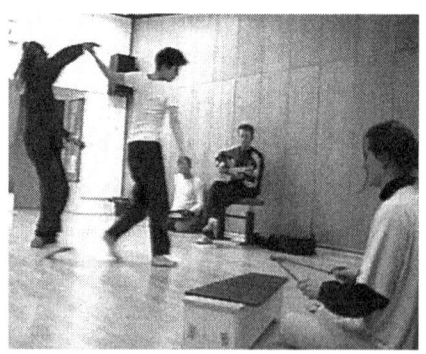

*„Also mir ist beim Improvisieren noch aufgefallen, daß mir es nach wie vor wirklich leichter fällt und ich besser in die Musik und in's Fließen reinkomme, wenn ich Tanzende begleite, als wenn ich mich alleine hinsetze und nach dem Tanzen spiele"* (Sabine im GG 3, S. 15).

*„Ich finde es sehr inspirierend, wenn ich Musik mache und mir dazu vorstelle, wie ich mich oder*

*wie andere Menschen sich dazu bewegen würden. Also das finde ich für die Musik an sich inspirierend"* (Sabine, S. 8).

*„Oder es ist auch eine Hilfsmethode, um so das Wesen der Musik zu erspüren, also um sich das bildlich vorzustellen, was so Dynamik und Wesen der Musik ist, was die ausdrückt eigentlich. Und das fällt mir manchmal leichter, mir das dann als Tanz vorzustellen, das ist ja etwas weniger Abstraktes als die Musik, finde ich. Oder vielleicht auch, also ich habe mir so genau auch noch nicht Gedanken darüber gemacht, aber ich könnte mir vorstellen, daß man in dem Moment, wo man jemand anderes sieht, der zur Musik tanzt oder sich das vorstellt, daß man das dann selber auch in sich spürt, als würde man das selber tanzen. Das erleichtert es einem dann, das auch am Instrument zu finden"* (Sabine, S. 8).

Ebenso wirkt sich die Musik auf die Bewegung aus und läßt die TeilnehmerInnen leichter in das Tanzen hineinfinden.

*„Und umgekehrt, wenn es gerade in der Bewegung stockt, dann finde ich es unheimlich hilfreich, wenn Musik da ist und von außen eben diese Impulse kommen. Gerade auch am Anfang, um in's Tanzen reinzukommen, finde ich das ganz toll"* (Sabine im GG 3, S. 5).

*„Also wenn ich jetzt Tänzer bin und jemand anderes Musik macht, nehme ich die Musik deutlich als außerhalb von mir wahr, wie so eine Art, ja als Aufputsch oder als Antrieb, aber auch als Anregung, irgendwelche besinnlichen Bewegungen auszuführen"* (Heiner im GG 3, S. 1).

*„Das ist wirklich so ein 'Bälle zuwerfen' und da kann man auch ganz deutlich merken: 'Aha, jetzt wird das Tempo angezogen'. Und dann laß' ich mich auch mit der Bewegung mitreißen. Dadurch bekommt das Spiel des Musikers auch wieder mehr Dynamik, also wo das einfach so hin und her geht und sehr viel Spaß macht"* (Heiner im GG 3, S. 2).

Sabine und Stefan konkretisieren die Auswirkungen von Musik auf das Bewegungsverhalten etwas genauer. Sabine stellt eine Verbindung zwischen Klang und dem Berührungsempfinden her. Verschiedene Klangfarben lösen unterschiedliche Bewegungsqualitäten aus. Stefan hebt den Rhythmus und seine Auswirkungen auf die Motorik hervor.

*„Obwohl da würde ich auch noch den Parameter Klang mit dazu nehmen. Und Klang hat auch wieder ganz viel mit Berührung zu tun - Vibration und so ... Ja, ob jetzt jemand da knistert oder ob jetzt das Becken klingt, also das wirkt sich auch auf die Bewegung aus“* (Sabine im GG 3, S. 4).

*„Also ich denke, gerade so ganz stark rhythmische Elemente, die sprechen ja auch wieder mehr das Kinästhetische an und da gibt es dann so eine Berührung“* (Stefan im GG 3, S. 4).

Friederike sieht im Spiel auf den Orff-Instrumenten und im Improvisieren mit der Stimme eine Entsprechung zu der Art und Weise, wie bei der Kontaktimprovisation getanzt wird. Ein wesentlicher Punkt scheint darin zu liegen, daß die Orff-Instrumente und die Stimme einfach und schnell zu handhaben sind, während die klassischen Instrumente oft mit den unterschiedlichsten Vorerfahrungen und Erwartungen besetzt sind, was das freie improvisatorische Spiel behindert.

*„Mit dem Orff-Instrumentarium, also das wär wahrscheinlich auch die Entsprechung zu dem, wie wir tanzen. Also wenn wir eher einfachste Instrumente nehmen und Stimme, halt das, was man so natürlicherweise auch spielt und nicht, was schon besetzt ist und viel benutzt wird : Klavier, Cello, Geige, Flöten und so“* (Friederike im GG 3, S. 12)

Durch die Erfahrungen mit der Kontaktimprovisation hat sich bei Friederike und bei Heiner die Wahrnehmung von Musik verändert. Friederike beschreibt eine

Unterrichtssequenz, in der die TeilnehmerInnen während des Tanzens mit der Stimme improvisieren. Das Tanzen inspiriert sie, bestimmte Geräusche und Töne mit der Stimme zu machen. Diese Geräusche und Töne kann sie als Musik wahrnehmen, was für sie wie eine Neuentdeckung ist. Heiner entwickelt eine Offenheit allen akustischen Ereignissen gegenüber. Durch seine veränderte Wahrnehmung kann er z. B auch Alltagsgeräusche als musikalisches Ereignis hören.

*„Also Körpergeräusche hört sich immer so komisch an, aber wenn ich mich bewege, passen bestimmte Geräusche quasi besser als andere, der Körper macht sie leichter, die Stimme ist irgendwie animierter, bestimmte Töne, Laute, Geräusche von sich zu geben. Und daß ich die tatsächlich auch als Geräusche in die Musik für mich integriert habe. Das habe ich vorher weniger gemacht. Das hab ich sehr genossen, das wirklich auch als Musik zu akzeptieren und zu integrieren, auch in 'normale Musik', in Töne, Klänge und so."* (Friederike, S. 10).

*„Das ist ein erweitertes Bewußtsein oder eine Offenheit, wertneutral gegenüber Klängen. Und auch eine Wahrnehmung vielleicht für Klänge überall, also die U-Bahn und Geräusche oder daß ich zum Beispiel in der Mensa sitze und auf einmal nehme ich den Geräuschpegel, der da ist, wie so eine Komposition wahr, also ich hör' auch keine einzelnen Stimmen mehr, also das ist was ganz Spannendes"* (Heiner im GG 4, S. 8).

## 3. Erfahrungen von 'Flow'

Während des Tanzens und des Musizierens kommen die TeilnehmerInnen des öfteren in einen Zustand, der sich vom Normalzustand im Alltag unterscheidet. Die Beschreibungen dieses Zustandes ähneln dem Erleben, das der Psychologe Csikszentmihalyi als 'Flow' bezeichnet hat. Von daher wurde diese Kategorie mit dieser Überschrift versehen. Die charakteristischen Merkmale des Flowerlebens hat Csikszentmihalyi in seinen Büchern 'Flow - das Geheimnis des Glücks' und 'Kreativität' ausführlich dargestellt. Den Aussagen der TeilnehmerInnen folgend zeichnet sich das Flowerleben durch folgende vier Punkte aus:

- die Bewegungen verselbständigen sich
- hindernde Gedanken und Bewertungen treten in den Hintergrund
- Raum- und Zeitbewußtsein verändern sich
- Inspiration und Kreativität ereignen sich

## 3.1 Die Bewegungen verselbständigen sich

Beim Tanzen gibt es einen Punkt, an dem etwas umschaltet und die Bewegungen sich verselbständigen. Vor allem Sabine spricht davon. Es wirkt so, als ob sie in diesem Moment in einen anderen Wahrnehmungs- und Handlungsmodus gerät. Ihre Bewegungen werden nicht mehr vom Kopf geplant, sondern passieren wie von selbst. In solchen Momenten taucht sie ganz in das Bewegungserleben ein und muß ihre Bewegungen nicht mehr 'von Außen' beurteilen.

*„Ich find' den Punkt immer so spannend, wo das so umschaltet. Also ich merk, daß ich am Anfang von einer Übung oft noch ganz stark mit dem Kopf dabei bin und so ein Stück weit vielleicht sogar fremdgesteuert bin, also ganz viel auch überlege, wie ist das jetzt für den anderen. Und dann gibt's irgendwann einen Punkt und dann verselbständigt sich das und entwickelt so eine eigene Dynamik und das find' ich immer spannend, wann das passiert"* (Sabine im GG 1, S. 3).

*„Und da hatte ich auch schon drüber geredet, daß ich diesen Punkt spannend finde, wo sich das dann verselbständigt, wo man auch so ein bißchen selbstvergessen wird, wo etwas, sei es die Musik, sei es die Bewegung, wo es in Fluß kommt"* (Sabine, S. 6).

*„Ja, und ich find das auch absolut vergleichbar, dieses Gefühl, daß sich da was verselbständigt und man wie in so eine andere Welt eintaucht, also das erleb ich nicht anders"* (Sabine, S. 7).

Heiner spricht in diesem Zusammenhang von Loslassen. Damit er in diesen
Zustand und damit auch an seine Kreativität herankommt, muß er sozusagen
vom analytischen - kontrollierenden Denken loslassen, um sich ganz dem Prozeß anvertrauen zu können. An dieser Stelle taucht das 'Runtersinken' wieder
auf, wovon er schon im Zusammenhang mit dem Thema Körperbewußtsein
gesprochen hat.[38]

*„Ja, also hier bei dem Improvisieren selber ist für mich eigentlich auch 'Loslas-
sen' der Begriff überhaupt. Das hängt ja mit ihrem* (von Sabine beschriebenen)
*'Analytischen' zusammen, dieses 'Festhalten und Koordinieren Wollen' und so"*
(Heiner im GG 2, S. 3).

*„Das kommt mir vor wie so ein Absinken aus dem rein Rationalen und den fest-
gelegten Normen hin zu so einem Vakuum, was sich irgendwie durch so eine
Wertfreiheit auszeichnet. Es wird nicht mehr beurteilt oder bewertet, sondern es
ist sozusagen so ein Nichts und eine Leere. Und aus dieser Unvoreingenommenheit heraus blase ich einfach los. Dann entstehen Dinge, keine Ahnung, woher
die kommen, das war ja bei der Bewegung auch so, es entsteht einfach. Und das
ist ein Prozeß, der sich irgendwie verselbständigt"* (Heiner, S. 3).

Sabine führt diesen anderen Zustand auf das Umschalten von der linken Gehirnhemisphäre auf die rechte Gehirnhemisphäre zurück. Sie beschreibt sich als
einen analytischen Menschen, der sehr von der linken Hemisphäre geprägt ist.
Momente, in denen sie beim Tanzen wie auch beim Musikmachen in Fluß
kommt, bringt sie mit dem Umschalten auf die rechte Hemisphäre in Zusammenhang.

*„Also mein Ding ist, daß ich an das Musikmachen oft so verkopft-analytisch
rangehe und an die Bewegungsarbeit anfangs auch und daß es dann um-*

---

38   vgl. Darstellung der Ergebnisse, S. 53

*schwang. Und das kenne ich in der Bewegungsarbeit und beim Musikmachen,*
*daß es sich verselbständigt. Ja, dieses Spiel hat mir da unheimlich geholfen, das*
*war total klasse"* (Sabine im GG 4, S. 2).

*„Ich glaub', für mich ist es auch insofern ein schöner Ausgleich, ich bin anson-*
*sten ein sehr analytischer Mensch, denke viel und .... bin also viel gesteuert von*
*der linken Gehirnhemisphäre. Ich hab' das letzte Mal schon gesagt, daß ich die-*
*sen Moment so spannend finde, wo es sich verselbständigt und ich glaube, das*
*ist der Moment, wo man viel stärker mit der rechten Gehirnhälfte .... also das*
*finde ich auch für Deine Arbeit ganz spannend. Ich denke, Musik machen hängt*
*eben auch ganz viel mit der rechten Hemisphäre zusammen. Und ich merke, daß*
*mir das total gut tut, also das entspannt mich auch sehr"* (Sabine im GG 2, S. 3).

## 3.2 Hindernde Gedanken und Bewertungen
##     treten in den Hintergrund

In Momenten von 'Flow' scheinen hindernde Faktoren, wie Alltagsgedanken
oder auch Bewertungen der eigenen Musik in den Hintergrund zu treten, so daß
sich die Einzelnen ganz dem Tanz und der musikalischen Improvisation wid-
men können. Herbert führt aus, daß durch das körperliche Arbeiten hindernde
Gedanken relativ schnell verschwinden. So entsteht Konzentration, die eine
wichtige Voraussetzung für das Üben wie auch für die musikalische Improvisation ist.

*„.... daß man übt, sich loslassen zu können, also von lästigen Gedanken, die*
*einen sonst behindern und die auch wirklich Verspannungen auslösen. Also auch*
*wenn man übt oder sowas und dabei den Kopf nicht ganz frei hat ...."* (Herbert
im GG 1, S. 2).

*„Wenn einfach diese ganzen aufgesetzten Parameter, mit denen wir in unserer*
*materialistischen Welt eigentlich immer konfrontiert werden, wenn die auf ein-*

*mal verschwinden und das ist hier sehr schön der Fall und geht dadurch, daß wir eben so körperlich arbeiten, relativ schnell, finde ich. Das ist sehr angenehm"* (Herbert im GG 1, S. 3).

*„Also als Hauptthema, finde ich, was man hier wirklich gut lernt, das ist wirklich Konzentration, dadurch, daß man sich selbst verliert und nach innen schaut"* (Herbert GG 1, S. 2).

Das Bewerten der eigenen Musik im Moment des Improvisierens hindert die TeilnehmerInnen daran, beim Spielen wirklich in Fluß zu kommen. Für Heiner ist es wichtig, beim Improvisieren einen Zustand entstehen zu lassen, in dem erstmal nichts beurteilt und bewertet wird. Alle musikalischen Impulse dürfen sozusagen so kommen, wie sie auftauchen. Interessant ist, daß Heiner in diesem Zusammenhang wieder vom Absinken spricht. Bei Jonas hat sich durch das körperliche Lösen beim Tanzen die Kontrollinstanz, mit der er seine Musik in gut und schlecht einteilt, aufgelöst. So hat er neue Wege zur Improvisation finden können.

*„Ja, das kommt mir vor wie so ein Absinken aus dem rein Rationalen und den festgelegten Normen hin zu so einem Vakuum, was sich irgendwie auszeichnet durch so eine Wertfreiheit. Es wird nicht mehr beurteilt oder bewertet, sondern es ist sozusagen so ein Nichts und eine Leere und aus dieser Unvoreingenommenheit heraus blase ich einfach los"* (Heiner, S. 3).

*„Ich glaube, durch die Kontaktimprovisation haben sich bei mir zwei Wege zur Musikimprovisation gebildet. Den Ersten durch ein körperliches Lösen, welches in mir auch die Kontrollinstanz in gut und schlecht, sprich die Bewertung von Musik, aufgelöst hat. Die verschiedenen Herangehensweisen von Bewegung zur Musikimprovisation haben in mir ein Prozeß ausgelöst, wo ich immer mehr durch das körperliche Lösen in der musikalischen Improvisation die Bewertungsinstanz ausschaltete"* (Jonas, S. 1).

## 3.3 Zeit- und Raumbewußtsein verändern sich

Ein weiteres Kennzeichen des Flowerlebens zeigt sich in der Veränderung des Zeitbewußtseins. Die TeilnehmerInnen tauchen so tief in das Tanzen oder in das Musizieren ein, daß sie gar nicht merken, wie die Zeit vergeht. Sie sind mit ihrer ganzen Aufmerksamkeit in ihr momentanes Handeln vertieft. Solche Zustände lassen sich bei den unterschiedlichsten Tätigkeiten finden, wie beim Üben aber auch beim Lesen, Schreiben oder Malen etc. Das Besondere daran ist offensichtlich die Versunkenheit in die jeweilige Tätigkeit.

*„Das merkt man beim Üben, wenn man sich verliert, wenn man gar nicht mehr weiß, wo Zeit und Raum ist, wo man ist, wenn man nur noch bei der Sache ist. Jeder hat das schon mal erlebt und das ist einfach wunderschön"* (Herbert im GG 1, S. 3).

*„In dem Moment* (beim Tanzen von Kontaktimprovisation, Anm. der Verf.) *verliert man auch so ein Zeitbewußtsein und ist ganz im 'Hier und Jetzt' und nimmt zwar bewußt wahr, aber denkt nicht an Zukunft oder an Vergangenes"* (Sabine im GG1, S. 3).

Auch das Erleben von Musik scheint sich zu verändern. Insbesondere MusikstundentInnen lernen, Musik von außen wahrzunehmen und ihre Form zu analysieren. Herbert beschreibt, daß er während des Tanzens nicht mehr die äußere Form der Musik hört, sondern auf das 'Innere' der Musik reagiert und das direkt in Bewegung umsetzt. Heiner spricht von einer Art Verschmelzungserleben mit der Musik. Beim Tanzen taucht er so sehr in die Musik ein, daß er sie gar nicht mehr als getrennt von sich wahrnehmen und sie nicht mehr aus der Distanz heraus beurteilen kann. In dem Wort 'Trancezustand' wird deutlich, wie sehr sich dieser Zustand von der normalen Alltagswahrnehmung unterscheidet.

*„Auch beim Zuhören von Musik, also mir geht es auf jeden Fall so, ich erkenne*

*keine Form oder sowas, sondern es ist eigentlich das Direkte, was darin liegt, wird umgesetzt, ohne irgendwie auf das Gerüst zu hören, sondern es geht um das, was innen drin steckt"* (Herbert im GG 1, S. 2).

*„Die zweite Sache, die ich jetzt auch schon ein paar Mal so empfunden habe, ist, daß ich die Musik überhaupt nicht mehr höre und wahrnehme, also wirklich verschmilzt, also nicht mehr zuwirft irgendwie, sondern so eine Art Eintauchen als Tänzer in die Musik und da kann ich mit meinem Oberflächenbewußtsein gar nicht mehr sagen, wieweit die Musik dann noch Einfluß nimmt, aber ich bin mir sicher, daß es sich ursächlich vermischt und bewirkt gegenseitig. Aber das weiß ich nicht so genau. Es ist im Grunde genommen so eine Art Trancezustand, habe ich festgestellt"* (Heiner im GG 3, S.1).

Auch bei Friederike taucht eine Wahrnehmungsveränderung auf. Ihr Körpergefühl verändert sich in dem Moment, wenn zum Tanzen auch noch Musik hinzukommt. Sie beschreibt, daß ihr Körpergefühl weiter wird und über ihre Grenzen hinaus geht. Die Grenzen zwischen Körper und Raum lösen sich ein Stück weit auf und gehen ineinander über.

*„Und was auch besonders für mich war, auch vielleicht in Bezug auf Musik, daß manchmal, wenn Musik dabei war oder auch wenn wir gesungen haben, das kann man gar nicht so stark abgrenzen, daß das mein Raumgefühl irgendwie verbessert hat. Also .... ich hab mich dann so ganz warm gefühlt, nicht mehr als Punkt, sondern als Raum, ich weiß nicht, wie man sich das vorstellen kann, wie eine Farbe im Raum oder so vielleicht, also nicht mehr so abgegrenzt. Ja irgendwie eher wie so eine Farbwolke, die in der Mitte halt verdichtet ist natürlich, irgendwie sowas mit Musik oder auch wenn wir teilweise selber dazu Geräusche gemacht haben oder gesungen haben, dann ist das Körpergefühl auch noch weiter geworden, über meine Grenzen hinaus, glaube ich"* (Friederike, S. 7).

## 3.4 Inspiration und Kreativität ereignen sich

Beim Tanzen entsteht ein Zustand, in dem die Einzelnen scheinbar ganz leicht einen Zugang zu ihrer Kreativität finden. Besonders, wenn sie ihr Erleben beim Improvisieren schildern, wird das Element der Inspiration deutlich. In den Aussagen von Sebastian und Jonas kommt die Leichtigkeit und das Inspirierende dieses Zustandes zum Ausdruck.

*„Das ist einfach auch Inspiration. Also ich finde schon, es macht einen wacher, es setzt die Phantasie leichter in Gang, man muß nicht mehr so viel nachdenken und es kommt irgendwie etwas, also man kommt so in Fluß, das auf jeden Fall"* (Sebastian im GG 3, S. 3).

*„Das was wirklich toll ist, ist einfach, daß man so belebt wird und man ist völlig gelöst und dadurch ist man einfach so locker und denkt nicht mehr und das ist ja der glückseligste Zustand, den es überhaupt gibt auf der Welt. (Zustimmendes Lachen in der Gruppe). Ja, dann klappt das eben alles so schön. Das ist ja eben immer so: Wenn wir viel denken, verlieren wir uns in irgendwelchen Problemen und in irgendwelchen Wörtern und wenn wir diesen ganzen Kram loslassen, dann geht es uns gut und dann kann ich auch toll improvisieren, also mir geht es jedenfalls so"* (Jonas GG 3, S. 6).

Wenn der Zugang zur Kreativität erstmal gefunden ist, dann *„sprudelt"* sie *„da einfach so raus".* So beschreibt es jedenfalls Jonas, wenn er über seine musikalischen Improvisationen spricht, die sich aus seinen Tanzerlebnissen heraus entwickeln. Er überrascht sich fast selber mit seiner Spielfreude und seiner Kreativität. Seine musikalischen Improvisationen scheinen eher zu passieren, als daß er sie willentlich plant.

*„Und einmal war das für mich so, da hab' ich gar nicht mehr überlegt, da war nichts .... das sprudelte da einfach so raus. Und ich war selbst überrascht, wie*

schnell das ging, das war einfach toll" (Jonas im GG 3, S. 7).

„Nach der Bewegung hörte ich eine abstrakte Linie und konnte diese dann auch spontan umsetzen. Mein letzter intellektueller Gedanke war dann spontan - warum nicht sequenzieren - danach habe ich nicht mehr selbst gespielt - für mich sprudelte es nur noch - ich war auf einmal auch ganz von dem Klang berauscht und auch die Atmosphäre änderte sich für mich" (Jonas, S. 2).

# E  Diskussion der Ergebnisse

In diesem Kapitel werden die Ergebnisse mit den Fragestellungen aus Teil A in Verbindung gebracht. In einem weiteren Schritt wird versucht, die wesentlichen Punkte unter Hinzunahme von Fachliteratur zu diskutieren. Zur Erinnerung seien die Fragestellungen aus Kapitel A an dieser Stelle noch einmal aufgeführt:

- Wie wirken sich die Erfahrungen mit der Kontaktimprovisation auf das Körperbewußtsein und das Bewegungsverhalten der einzelnen Teilnehmer-Innen aus?

- Kann die Kontaktimprovisation ein Beitrag zur Wiederentdeckung der Sinne, im speziellen der Nahsinne, sein?

- Wie wirken sich die Erfahrungen mit der Kontaktimprovisation auf das musikalische Improvisationsverhalten aus?

## 1.  Auswirkungen auf Körperbewußtsein und Bewegungsverhalten

### 1.1 Auswirkungen auf das Körperbewußtsein

Die Ergebnisse machen deutlich, daß sich beim Tanzen von Kontaktimprovisation das Bewußtsein für den eigenen Körper intensiviert. Die TeilnehmerInnen sprechen davon, daß ihnen bewußt wird, *„was alles für einzelne Körperteile noch an ihnen dran sind"* und davon, *„daß ihnen Körperteile bewußt werden, die ihnen früher eher unbewußt waren"*. Sie haben bestimmte Körperteile und deren Bewegungsmöglichkeiten ganz *„präsent"* und können *„die ganze Bewegung"* während des Tanzens *„spüren"*. Durch die Integration aller Körperteile wird es ihnen möglich, ihren *„Körper als Ganzheit zu erleben."*[39] Wie läßt sich diese Intensivierung des Körperbewußtseins erklären?

Zum Einen hat sich durch die vorbereitende Arbeit an der genaueren Wahrnehmung der einzelnen Körperteile und deren Bewegungsmöglichkeiten eine erhöhte Aufmerksamkeit für den eigenen Körper entwickelt. Zum Anderen hängt die Intensivierung des Körperbewußtseins mit der beim Tanzen stattfindenden Aktivierung der Propriozeption zusammen. Kükelhaus hat in seinen Werken herausgearbeitet, daß sich ein Organ und dessen Funktion durch seinen Gebrauch entwickelt. Er drückt das folgendermaßen aus: *„Das Auge entwickelt sich zum Sehen dadurch, daß es mit Licht Sichtbares macht, das zugleich sehen macht: Bilder. Das Ohr entwickelt sich zum Hören dadurch, daß es mit Schall Hörbares macht, das zugleich hören macht: Musik und Lautsprache. Die Hände entwickeln sich zum Handeln dadurch, daß sie aus Greifbarem Handliches machen, das zugleich handeln macht: Werkzeuge. Das Bewegungssystem (Skelett und Muskulatur) entwickelt sich dadurch, daß es Bewegungen vollführt, die zugleich beweglich machen: Tanz. Der Körper entwickelt sich durch körperlichen Umgang mit Körpern.*"[40] Demzufolge entwickelt sich der propriozeptive Sinn dadurch, daß er vielfältige Möglichkeiten zur Bewegungswahrnehmung hat. Das scheint bei der Kontaktimprovisation der Fall zu sein, da diese Tanzform so vielfältige und ungewöhnliche Bewegungsmöglichkeiten bietet. Wie in Teil A unter 3.3 'Der propriozeptive Sinn' beschrieben, fließen in solchen Bewegungsmomenten ständig Informationen zwischen den Sinneszellen an Muskeln, Sehnen und Gelenken und dem Zentralen Nervensystem hin und her. Das schult den propriozeptiven Sinn und erweitert das Bewußtsein vom Körper und dessen Bewegungsmöglichkeiten. Des Weiteren wird dieser Sinn bei der Kontaktimprovisation besonders aktiviert, weil der visuelle Sinn beim Tanzen eher in den Hintergrund tritt. Dadurch verstärkt sich die Wahrnehmungsfähigkeit der anderen Sinne, in diesem Falle des propriozeptiven Sinnes und des Tastsinnes. Mit deren Hilfe können die Tanzenden genau erspüren, wie sich ihr eigener Körper im Raum bewegt. *„Und ich merkte auch, daß es mir oft viel leichter fiel, so in*

---

39    vgl. Darstellung der Ergebnisse, S. 51-53
40    zitiert nach Konrad 1984, S. 283

*Fluß von Bewegung zu kommen, wenn ich die Augen zu hatte, wenn also dieser
visuelle Sinn ausgeschaltet war und dieses Kontrollierende dadurch ein bißchen
weg fiel.*"[41]

Mit der intensiveren Wahrnehmung eines bestimmten Körperteiles vergrößert
sich die Fähigkeit, dieses Körperteil auch zu entspannen. Die TeilnehmerInnen
sprechen davon, daß ihnen *„Entspannungs- oder Verspannungszustände bewußter"* werden und daß sie solche Verspannungen dann auch *„loslassen"*
können.[42] Das Loslassen von Muskelverspannungen wiederum hat zur Folge,
daß sich die Sensibilität für die Körperwahrnehmung erhöht.

Uexküll macht anhand eines Entspannungsexperimentes deutlich, daß es in
Momenten des Loslassens zu einer Steigerung der Propriozeption kommt. Er
schreibt: *„Die Empfindlichkeit aller sensorischer Afferenzen, der körperlichen
Eigenwahrnehmung überhaupt, wird durch Loslassen in einem begrenzten Kör-
perbereich (....) gesteigert. Die bewußten und unbewußten propriozeptiven Wahr-
nehmungen werden parallel zur Vertiefung des Atemrhythmus intensiviert.
Unterschiede von Druck, Spannung, Gliederstellung und Haltung werden genauer und intensiver wahrgenommen.*"[43]

Auch die beim Tanzen ablaufende Aktivierung des Tastsinnes trägt zur Intensivierung des Körperbewußtseins bei. Ein Teilnehmer drückt das mit folgenden
Worten aus: *„Mit dem Körperkontakt, das ist ... eine intensive Sache von Selbstwahrnehmung ... das ist einfach eine ganz intensive Form, wenn man einen
anderen Körper dann auch noch spürt ... bei so einer Übung, das ist noch mal
eine Intensivierung.*"[44] Beim Tanzen mit Körperkontakt bekommen die Einzelnen stets taktile Rückmeldungen über ihren eigenen Körper und dessen Gren-

---

41    Darstellung der Ergebnisse, S. 64
42    vgl. Darstellung der Ergebnisse, S. 54
43    Uexküll 1994, S. 168
44    vgl. Darstellung der Ergebnisse S. 66

zen. Der ganze Körper tastet und wird zugleich ertastet. Durch das Arbeiten mit Gewicht werden auch die tiefer unter der Haut liegenden Strukturen erreicht, wodurch sich der wohltuende Massageeffekt bei der Kontaktimprovisation erklären läßt.

## 1.2 Auswirkungen auf das Bewegungsverhalten

Die Ergebnisse machen deutlich, daß sich das Tanzen von Kontaktimprovisation auf das Bewegungsverhalten der einzelnen TeilnehmerInnen auswirkt. Sie sprechen davon, *„daß sie eine ganz neue Bewegungswelt entdecken"* und *"eine neue Beweglichkeit bekommen".* Diese neu entdeckte Beweglichkeit hängt zum Einen mit dem verfeinerten Körperbewußtsein zusammen. Mit der vertieften Wahrnehmung des eigenen Körpers entdecken die TeilnehmerInnen auch neue Möglichkeiten, diesen zu bewegen. Des Weiteren trägt der spielerische, experimentierfreudige Umgang mit Bewegung bei der Kontaktimprovisation wesentlich zum Aufbau einer neuen Bewegungswelt bei. Im Gegensatz zu Alltagsbewegungen, die zweckgebunden und auf die Bewältigung einer bestimmten Aufgabe gerichtet sind, finden die Bewegungen beim Tanzen um ihrer selbst willen statt. Es entsteht ein Freiraum, mit Bewegung spielerisch umzugehen. Dabei verändert sich das Erleben von Bewegung grundlegend.

Die Entwicklung eines ökonomischeren Bewegungsverhaltens läßt sich auf die Intensivierung des Körperbewußtseins und auf das Loslassen von Muskelverspannungen zurückführen. In dem Moment, wo die Einzelnen ein verfeinertes Bewußtsein für ihren Körper haben, können sie ihn beim Bewegen auch ökonomischer einsetzen und nur soviel Muskelkraft benutzen, wie zur Ausführung dieser Bewegung wirklich notwendig ist.

Eine Teilnehmerin, die als Kind nicht gekrabbelt ist, beschreibt, daß sie durch das Tanzen neue Möglichkeiten gefunden hat, sich in *„dieser Boden-, in dieser Krabbellage"* zurecht zu finden und daß sie da *„etwas nachgeholt"* hat. Bei der

Kontaktimprovisation tauchen Bewegungsmuster auf, die ein Kind im Zuge seiner Bewegungsentwicklung durchlaufen hat, z.B. sich drehen und rollen, kriechen und krabbeln und mit allen möglichen Knie-, Sitz- und Halbsitzpositionen experimentieren. Während des Tanzens können die Einzelnen einen neuen Zugang zu Bewegungsmustern aus ihrer Kindheit finden, die sie eventuell übersprungen oder nicht ganz zu Ende durchlaufen haben. Gaigg schreibt dazu: *„Außer der Körperberührung, die mit der Kindheit in Zusammenhang zu stehen scheint, sind für Contact-Improvisation auch die Bewegungsformen kleiner Kinder interessant. Schließlich heißt es nun, sich wieder am Boden zurechtzufinden, getragen zu werden, unterstützt zu werden, zu fallen, zu kriechen und zu rollen. Wie macht man das?"* [45]

So kann durch die Kontaktimprovisation auf eine einfache und spielerische Art und Weise eine Situation hergestellt werden, in der Bewegungserfahrungen, die in der frühen Kindheit nicht oder zu wenig gemacht wurden, nachgeholt werden können. Cohen sieht in der Kontaktimprovisation eine Möglichkeit zur *„Rekapitulation eines sehr frühen Prozesses, was es zu einer sehr verlockenden Tanzform macht."* [46]

## 1.3 Veränderung des Bewegungserlebens

Wie schon oben angedeutet, verändert sich das Bewegungserleben während des Tanzens. Friederike spricht davon, daß sie durch das Tanzen *„bestimmte Bewegungen genießen gelernt hat"*. Alltagsbewegungen, wie Laufen oder Gehen, die früher nur die Funktion hatten, sie von einem Ort zum anderen zu transportieren, bekommen plötzlich etwas 'Lustvolles'.[47] Wie kommt es zu dieser Veränderung des Bewegungserlebens?

---

45   Gaigg 1988, S.97
46   Cohen 1993, S.108
47   vgl. Darstellung der Ergebnisse S. 62

Muchow erklärt dieses Phänomen mit der beim Tanzen stattfindenden Körperwahrnehmung (Propriozeption), die ein bestimmtes 'Selbstgefühl' zur Folge hat. *„Dabei ergreift sich die Motorik in sich selbst, wird sensorisch zurück empfunden, und in diesem Selbstgefühl der eigenen Tätigkeit liegt die Lustquelle aller und somit auch der tänzerischen Bewegungen. "*[48] Während Friederike dieses Bewegungserleben auch auf Alltagsbewegungen übertragen kann, unterscheidet Muchow deutlich zwischen Alltagsbewegungen und Tanzbewegungen. Alltagsbewegungen sind zweckgerichtet und das *„Selbstgefühl des Sichbewegens"* wird *„nur nebenher empfunden bzw. erlebt"*, während beim Tanzen *„die Bewegung als solche zum subjektiven Datum, zum eigentlichen Gegenstand des Erlebens"* wird.[49] Auch Fritsch unterscheidet zwischen zweckgerichteten Bewegungen, wie sie im Alltag, bei der Arbeit, im Verkehr, ja auch beim Sport ausgeführt werden müssen und Tanzbewegungen, die um ihrer selbst willen geschehen. Alltagsbewegungen sind ganz klar auf die Bewältigung einer bestimmten Aufgabe ausgerichtet. Um im Alltag effektvoll handeln zu können, erweist sich die Geradlinigkeit und Zielgerichtetheit von Bewegungen als sinnvoll. Beim Tanzen geschieht etwas anderes. Der Sinn eines Tanzerlebnisses liegt im Tanzen selbst. Das gesamte 'So-in-der-Welt-sein' der Tanzenden mit all ihren Affekten fließt in die Bewegung mit hinein.

Für Straus sind zwei gegensätzliche Wahrnehmungsformen die Ursache für das unterschiedliche Bewegungserleben im Alltag und beim Tanzen. Er unterscheidet zwischen dem pathischen und dem gnostischen Moment der Wahrnehmung. Das gnostische Moment betrifft das Erfassen und Erkennen von Gegebenem, während das pathische Moment die *„unmittelbare Kommunikation, die wir sinnlich-anschaulich und noch vorbegrifflich mit den Dingen haben, "* meint.[50] Beim Tanzen tritt das pathische Moment der Wahrnehmung in den Vordergrund. Die Tanzenden tauchen ganz in das Tanzgeschehen ein und lassen sich sozusa-

---

48   Muchow in Heyer 1958, S. 44
49   a. a. o.
50   vgl. Straus 1960, S. 151

gen vom Tanzen ergreifen. Die Bewegung bekommt eine andere Dimension. Etwas Ähnliches erlebt Heiner, wenn er davon spricht, daß sein Körper beim Tanzen *„was viel Bunteres"* darstellt, als *„so was Eindimensionales und so was Langweiliges"* wie bei *„diesen kopf- und augengesteuerten Bewegungen im Alltag"*.[51]

Buytendijk hebt zusätzlich noch den intentionalen Aspekt des Tanzens hervor. In dem Moment, wo eine Person sich ganz dem Tanzgeschehen überläßt und in eine andere Erlebenswelt eintritt, äußert sie sich gleichzeitig und teilt sich anderen mit. Buytendijk zeigt auf, daß Tanzen immer beide Aspekte enthält, den pathisch-erlebnishaften, bei dem sich die Tanzenden eher passiv dem Tanzgeschehen hingeben und den expressiv-intentionalen, bei dem sie den Tanz aktiv gestalten.[52] Das stimmt mit den Äußerungen von Heiner und Sebastian überein, wenn sie von dem Wechselspiel zwischen aktiv und passiv sprechen, das bei gelungenen Improvisationen auftaucht: *„Das lebt ja davon, daß es eben dieses Spiel ist zwischen aktiv und passiv, zwischen nachgeben und führen."*[53]

Ein verändertes Bewegungserleben kann sich auch in Form eines Verschmelzungserlebens oder eines veränderten Körpergefühles äußern. Friederike spricht davon, daß sie sich beim Tanzen, besonders dann, wenn Musik hinzukommt, nicht mehr so abgegrenzt fühlt und daß sich ihr Körpergefühl dabei erweitert.[54] Die Grenzen zwischen dem eigenen Körper und dem Raum lösen sich auf. Ein ähnliches Phänomen steckt hinter dem von Heiner beschriebenen Verschmelzungserleben mit der Musik. Beim Tanzen taucht er so sehr in die Musik ein, daß er sie gar nicht mehr als deutlich außerhalb von sich wahrnimmt, sondern beim Tanzen mit ihr verschmilzt. Wie ist dieses Aufgeben von Abgrenzungen zu erklären?

---

51   vgl. Darstellung der Ergebnisse, S. 63
52   vgl. Buytendijk 1955
53   vgl. Darstellung der Ergebnisse, S. 87
54   vgl. Darstellung der Ergebnisse, S. 97

Fritsch versucht in ihrem Buch 'Tanz, Bewegungskultur, Gesellschaft' zu ergründen, wie es zu diesem Verschmelzungserleben beim Tanzen kommen kann. In Anlehnung an Freud unterscheidet sie dabei zwischen zwei unterschiedlichen Ich-Gefühlen, dem Ich-Gefühl eines Säuglings und dem Ich-Gefühl eines Erwachsenen. Das Ich-Gefühl des Säuglings zeichnet sich durch ein Gefühl der Verbundenheit und des Einseins mit der Umwelt aus, während das sich im Laufe des Erwachsenwerdens herausbildende Ich-Gefühl durch Abgrenzung von Ich und Umwelt gekennzeichnet ist. Fritsch führt die andere Erlebensweise beim Tanzen auf den Wunsch der Einzelnen zurück, diesem von Säuglingen erlebten 'primären ozeanischen Gefühl' näher zu kommen. *„Was für den Tanz als Überschreitung der Ichgrenze beschrieben wurde, dem Gefühl des Einsseins mit Musik und Bewegung, mit Partner und Umraum, scheint eine Möglichkeit des Menschen zu sein, jenes Gegenstück zu dem eingeschrumpften Realitäts-Ich zu mobilisieren, um die 'Unbegrenztheit und Verbundenheit mit dem All' tendenziell wieder zu spüren, bzw. im Symbol zu beschwören."*[55]

Auch Spitz bringt diese andere Erlebnisstruktur mit den unterschiedlichen Wahrnehmungsweisen von Säuglingen und Erwachsenen in Zusammenhang. Anhand seiner Forschungen fand er heraus, daß Säuglinge sich und ihre Umwelt anders wahrnehmen als Erwachsene. Der Säugling nimmt seine Umwelt per Tiefensensibilität wahr, von innen, durch eine Art Mitschwingen.[56] Er spürt seine Umwelt durch Kanäle, über die ein Erwachsener nicht mehr in dem Maße verfügt: *„Gleichgewicht, Spannung (der Muskulatur und andere), Körperhaltung, Temperatur, Vibration, Haut und Körperkontakt, Rhythmus, Tempo, Dauer, Tonhöhe, Klangfarbe, Resonanz, Schall und wahrscheinlich noch ein paar andere ..."*[57] Spitz hat diese frühe Empfindungsfähigkeit das 'coenästhetische Wahrnehmungssystem' genannt. Im Laufe der kindlichen Entwicklung wird es durch das 'diakritische' Wahrnehmungssystem überlagert, welches sich durch

---

55   Fritsch 1988, S. 75
56   vgl. auch Rumpf 1987, S. 39
57   Spitz 1967, S. 153

Unterscheidung, Abgrenzung, Festmachen einzelner Gegebenheiten und deren sprachlicher Durchdringung kennzeichnet. In unserer westlichen Zivilisation wird die diakritische Wahrnehmung sowohl in Bezug auf die Kommunikation mit anderen als auch in Bezug auf die Kommunikation mit sich selbst in den Vordergrund gestellt.

Dennoch bleiben diese coenästhetischen Fähigkeiten im Erwachsenen, insbesondere bei Künstlern erhalten. Solche coenästhetische Potentiale sind durch Tätigkeiten wie Tanzen, Malen, Musizieren, Schreiben etc. wieder auffindbar.

Für Fritsch liegt im Tanzen *„stets jenes Moment des Sich-Lassens, des Mit - schwingens enthalten."* Weiterhin schreibt sie: *„Zu diesem Sich-Lassen und In-der-Musik-Sein gehört wohl auch ein tief im Körper verwurzeltes 'Wissen' um Aufgehobensein, Einssein in der Vielheit, eine Ahnung des primären 'ozeanischen Gefühls', das nur dann lustvoll beschworen werden kann, wenn es keine Ängste des Verlorenseins weckt."*[58] Es geht dabei nicht um die Glorifizierung des 'primären ozeanischen' Gefühls, sondern darum, daß die diakritische und die coenästhetische Wahrnehmungsweisen als *„unterschiedlich geartete Beziehungen zur Realität"*[59] nebeneinander stehen können.

## 1.4 Wiederbelebung der Nahsinne

Auf welche Art und Weise der propriozeptive Sinn bei der Kontaktimprovisation aktiviert und differenziert wird, ist in den vorangegangenen Kapiteln deutlich beschrieben worden. In diesem Kapitel soll auf die Auswirkungen auf den Tastsinn und den Gleichgewichtssinn eingegangen werden.

Insgesamt läßt sich sagen, daß die TeilnehmerInnen durch das Tanzen das Tasten

---

58   Fritsch 1988, S. 238
59   Fritsch 1988, S. 76

über die Haut neu entdeckt haben. Sie beginnen, Berührungserfahrungen mehr zu genießen, und versuchen, angenehme Tast- und Berührungserfahrungen auch im Alltag herzustellen.

Montagu weist in seinem Buch 'Körperkontakt' auf die fundamentale Bedeutung von Berührungserfahrungen für den Menschen hin. Eine ausreichende Hautstimulation ist notwendig für eine gesunde physische und funktionale Entwicklung des gesamten Organismus. Fehlende Hautstimulation hat nicht nur Defizite im psychischen Bereich zur Folge, sondern kann auch zu Wachstumsverzögerungen und Organschwächen führen. Neben dieser physiologischen Bedeutung ist die Erfahrung von Berührung, *„die befriedigende Nähe, das Empfinden der eigenen oder der Haut des anderen"*[60] auch wichtig für die gesunde psychische Entwicklung des Menschen.

Montagu zeigt auf, wie unterschiedlich die Einstellungen und Praktiken in bezug auf das taktile Verhalten in den verschiedenen Kulturen sind. Seiner Meinung nach entwickelt sich das Berührungsverhalten in engem Zusammenspiel mit den frühkindlichen Berührungserfahrungen. Gerade im Umgang mit Säuglingen lassen sich große Unterschiede in den einzelnen Kulturen, aber auch zwischen den gesellschaftlichen Schichten aufzeigen. Auch Gaigg weist auf die kulturellen Unterschiede im Umgang mit Berührung hin. *„Berührungsarme Gesellschaften wie in den USA und England lassen die Möglichkeit der Contact Improvisation fast notwendig erscheinen. Gleichzeitig erleichtert die allgemeine Berührungslosigkeit die wertfreie Berührung von Fremden. In Kulturen, wie z. B. in romanischen oder lateinamerikanischen, wo man sich viel umarmt, küßt und streichelt, scheint eine Partnerform, deren Berührung vom herkömmlichen Bedeutungsinhalt losgelöst ist, einerseits unsinnig und andererseits ist die verlangte Abstraktion schwieriger."*[61]

---

60    Montagu 1974, S. 221
61    Gaigg 1988, S. 43

Das Tanzen mit Körperkontakt erleben die TeilnehmerInnen unterschiedlich. Zum Einen empfinden sie den Körperkontakt als angenehm und belebend und versuchen, Körperkontakt auch in ihrem Alltag mehr herzustellen. Dabei scheinen die Hemmschwellen zum Herstellen von Körperkontakt geringer geworden zu sein. Zum Anderen wird deutlich, daß der Umgang mit Körperkontakt in unserer Gesellschaft ganz bestimmten Regeln unterliegt, die nicht ohne Weiteres zu verändern sind. Für Sebastian sind die Welt der Kontaktimprovisation und die Alltagswelt zwei völlig unterschiedliche Welten, in denen andere Gesetzmäßigkeiten herrschen. Bei der Kontaktimprovisation sind vielfältige Berührungserfahrungen möglich, während das 'Sich berühren' im Alltag meist nur in ganz bestimmten Zusammenhängen erfolgt.

Für Sabine, die auf *„unsere kontaktarme Zeit"*[62] hinweist, war die Kontaktimprovisation ein Raum, in der vielfältige Berührungserfahrungen auf eine neue Art und Weise möglich werden. Zusammenfassend läßt sich sagen, daß die Kontaktimprovisation den Tastsinn wiederbelebt und ein Nach- und Umdenken im Umgang mit Körperkontakt in Gang setzt.

Das Spiel mit dem Gleichgewicht erfahren die TeilnehmerInnen überwiegend als lustvoll. Heiner macht auf die doppelte Bedeutung des Wortes 'Perspektive' aufmerksam. Zum Einen gibt es die ganz konkrete Perspektive, die ein Mensch visuell auf eine Sache hat. Zum Anderen meint das Wort 'Perspektive' auch die innere Einstellung, Meinung oder Ansicht, die jemand einer bestimmten Sache gegenüber hat. Durch das viele 'über Kopf sein' und das ausgiebige Spiel mit dem Gleichgewicht entstehen bei der Kontaktimprovisation die unterschiedlichsten Perspektiven. Das körperliche Einnehmen verschiedener Blickwinkel belebt die geistige Flexibilität. Auch beim Denken sprechen wir davon, daß wir eine Sache von verschiedenen Seiten aus betrachten oder durchdenken.

---

62   Darstellung der Ergebnisse, S. 69

Fritsch zeigt auf, wie Kinder sich durch Hüpfen, Schaukeln oder Tanzen, also durch Tätigkeiten, die den Gleichgewichtssinn sehr stimulieren, in *„jenen Zustand coenästhetischer Durchlässigkeit versetzen, in dem sich Außen und Innen verflüssigt und die Welt tiefensensibel gespürt wird. Das in Schwingung versetzte Gleichgewichtsorgan löst die in diakritischer Wahrnehmung festgefügte Welt wieder auf, bringt sie zum Tanzen."* [63]

## 2. Auswirkungen auf das musikalische Improvisationsverhalten

Die Ergebnisse zeigen, daß sich das Tanzen von Kontaktimprovisation auf das musikalische Improvisationsverhalten auswirkt. Der wesentlichste Aspekt liegt darin, daß die TeilnehmerInnen die Qualitäten des Spielens und Experimentierens wiederentdecken und dadurch einen neuen Zugang zur Improvisation bekommen. Jonas beschreibt, daß er durch die körperliche Improvisation in einen Zustand kommt, in dem ihm die musikalische Improvisation leichter fällt. Improvisation hat etwas mit 'Loslassen' und 'sich dem Prozeß überlassen' zu tun, eine Fähigkeit, die sich aus dem pathischen Wahrnehmungsmoment heraus entwickelt. Diese Wahrnehmungsqualität wird, wie oben beschrieben, durch die Kontaktimprovisation aktiviert und kann auf das Improvisieren am Instrument übertragen werden.

Die Fähigkeiten des Spielens, Experimentierens und Improvisierens werden allerdings durch eine einseitig auf Leistung und Reproduktion ausgerichtete Musikausbildung oft verschüttet, was die Zitate in Teil D unter Punkt 2.3.1 zum Ausdruck bringen. Die Improvisation, wie auch eine bestimmte Herangehensweise an die Musik, die die ganze Persönlichkeit einbindet und es den Einzelnen ermöglicht, neben der Leistung auch einen lustvollen Zugang zur Musik zu behalten, scheinen in den Ausbildungen an Musikhochschulen nicht genügend

---

63   Fritsch 1988, S. 237-238

Raum zu bekommen. Sabine's Aussagen machen deutlich, wie lustvoll als Kind ihr Zugang zum Musik machen war und wieviel davon durch eine einseitig auf Leistung und Perfektion ausgerichtete Musikausbildung verlorengegangen ist.

Die Erfahrungen mit der Improvisation erweisen sich als hilfreich, das klassische Spiel am Instrument lebendig werden zu lassen. Denn auch bei der Reproduktion von klassischen Stücken geht es darum, das Musikstück aus dem Moment heraus immer wieder lebendig zu gestalten. Die Arbeit an der körperlichen Durchlässigkeit und die Erfahrungen mit der Improvisation unterstützen diese Fähigkeit.

Oliver Sacks verdeutlicht in seinem Buch 'Der Tag, an dem mein Bein fortging' den Zusammenhang von Bewegung und Musikalität auf folgende Art und Weise. Sacks hatte aufgrund eines Unfalles jegliche Wahrnehmung für sein rechtes Bein verloren. In dem Moment, in dem er seine Beine mit Hilfe des propriozeptiven Sinnes wieder spüren konnte, kehrte seine Lebendigkeit, *„seine innere Musik"* zurück. Andersherum ausgedrückt: In dem Moment, in dem er seine Bewegung als Musik fühlen kann, *„kehrte auch sein Bein zurück"*. *„Und ebenso plötzlich, genau in dem Augenblick, in dem diese innere Musik begann, in eben jenem Moment, in dem meine 'motorische' Musik, meine kinetische Melodie, mein Gang zurückkehrte - in genau diesem Moment kehrte auch mein Bein zurück. Mit einemmal, ohne Vorwarnung und völlig übergangslos fühlte sich das Bein lebendig, wirklich und zu mir gehörig an, und zwar genau in dem Augenblick, in dem diese spontane Belebung, das Gehen, die Musik erfolgte."*[64] Die Arbeit an der Körperwahrnehmung und an der Beweglichkeit hat etwas mit Musikalität zu tun. Das bewußte Erleben der 'Musik in der eigenen Bewegung' bereichert die musikalische Ausdrucksfähigkeit.

Auf die Frage hin, was sich vom Tanzen in die musikalische Improvisation über-

---

64   Sachs 1991, S. 146

tragen läßt, sprechen die StudentInnen vor allem davon, daß sie *„bestimmte Spannungszustände, die in der Tanzimprovisation eine Bedeutung hatten,"* oder *„so eine innere Dynamik"*[65] in eine musikalische Improvisation übertragen können.

Warum läßt sich überhaupt eine Erfahrung aus einem Sinnesmodus in einen anderen übertragen und warum erhält die Dynamik dabei so einen besonderen Stellenwert? In diesem Zusammenhang geben die Forschungsergebnisse von Stern interessante Hinweise. Stern hat sich in seinem Buch 'Die Lebenserfahrungen des Säuglings' mit den Wahrnehmungs- und Verarbeitungsmöglichkeiten von Säuglingen auseinandergesetzt. Er fand heraus, daß Säuglinge über eine Fähigkeit verfügen, die er als amodale Wahrnehmung bezeichnet. Diese Fähigkeit ermöglicht es ihnen, Erfahrungen, die sie in einer bestimmten Sinnesmodalität machen, in eine andere Sinnesmodalität zu übertragen. Folgendes Experiment läßt z. B. die Übertragung vom haptischen in den visuellen Sinnesmodus deutlich werden. Drei Wochen alten Kindern, deren Augen verbunden waren, wurden zwei unterschiedliche Schnuller gegeben: *„Der eine war glatt und kugelförmig, die Oberfläche des anderen war mit Knubbeln besetzt. Nachdem die Säuglinge eine Zeitlang am Schnuller gelutscht und ihn dabei nur mit dem Mund berührt hatten, nahm man ihnen den Schnuller weg und plazierte ihn neben den anderen. Dann entfernte man die Augenbinde. Nach kurzem visuellen Vergleich betrachteten die Säuglinge den Schnuller, an dem sie eben gelutscht hatten, intensiver."*[66]

Das Experiment zeigt, daß Säuglinge schon sehr früh über die Fähigkeit verfügen, einen Informationstransfer von einem Modus in einen anderen vorzunehmen. Es lassen sich z. B. Übertragungsfähigkeiten vom haptischen in den visuellen Modus, vom motorischen in den auditiven Modus oder vom motorischen in den visuellen Modus feststellen.

---

65   vgl. Darstellung der Ergebnisse, S. 75
66   Stern 1992, S. 75

Wenn Säuglinge eine Erfahrung aus der einen Sinnesmodalität in eine andere übersetzen, übertragen sie vor allem die Parameter: Intensität, Zeitverlauf und Gestalt. Dabei hat der Intensitätsgrad einer Wahrnehmung eine besondere Bedeutung. Stern spricht in diesem Zusammenhang von den sogenannten Vitalitätsaffekten. Bei den Vitalitätsaffekten handelt es sich nicht um einen Affekt mit einem konkreten emotionalen Inhalt, sondern eher um den 'Aktivierungsgrad' einer bestimmten Erfahrung. Aktivierungsgrade *„lassen sich besser mit dynamischen, kinetischen Begriffen charakterisieren, Begriffen wie 'aufwallend', 'verblassend', 'flüchtig', 'explosionsartig', 'anschwellend', 'abklingend', 'berstend', 'sich hinziehend' usw.“*[67] Das sind Qualitäten, die eindeutig im Tanz wie in der Musik auftauchen. Es wird verständlich, warum die Studierenden insbesondere die Dynamik einer Tanzerfahrung in eine musikalische Improvisation übertragen können.

Ein weiteres Erklärungsmodell für das Übertragungsphänomen liegt in der Einheit oder Synästhesie der Sinne begründet.[68] Die Stimulierung eines Sinnes weckt Empfindungen in einem anderen Sinnesorgan.[69] Wenn die Tanzenden sich bewegen, können sie dabei eine bestimmte Musik hören oder eine Farbe sehen. Solch ein synästhetisches Erleben wird z. B. an Friederikes Äußerungen deutlich. Eine akustische Sinneswahrnehmung hat Auswirkungen auf ihr Körpergefühl, *„ich hab mich dann so ganz warm gefühlt, nicht mehr als Punkt, sondern als Raum“.* Ihr kinästhetisches Erleben drückt sie im visuellen Modus aus, *„wie eine Farbe im Raum, ja irgendwie eher wie so eine Farbwolke“.*[70]

---

67    Stern 1992, S. 83
68    vgl. Ackermann 1991, S. 353 ff
69    vgl. Stern 1992, S. 221
70    vgl. Darstellung der Ergebnisse, S. 97

# 3. Erfahrungen von 'Flow'

Die TeilnehmerInnen beschreiben Erfahrungen von 'Flow'. Auf den Hintergrund der beschriebenen Aspekte des Flowerlebens soll an dieser Stelle näher eingegangen werden.

1. Die Bewegungen verselbständigen sich und hindernde Gedanken treten in den Hintergrund

Das Bewegungserleben verändert sich während des Tanzens. Es gibt einen Punkt, wo etwas umschaltet und die Bewegungen scheinbar wie von selbst passieren. Wie läßt sich dieses Phänomen erklären? Einen interessanten Erklärungsansatz dafür ist bei der Bewegungsforscherin Cohen zu finden. Cohen kennzeichnet Kontaktimprovisation als eine Tanzform, die in besonderem Ausmaße die unteren Hirnzentren aktiviert. Bei der Kontaktimprovisation sind die Tanzenden ständig mit dem Reagieren auf etwas Unerwartetes und dem Ausbalancieren des eigenen Gleichgewichts beschäftigt, wodurch die im Hirnstamm liegenden Gleichgewichtszentren und das Kleinhirn besonders stimuliert werden. Cohen schreibt dazu: *„Ich denke, Meditation, Kontaktimprovisation und die Kampfsportarten sind sehr stimulierend für die unteren Hirnzentren. Aktivitäten, die einen großen Überraschungseffekt haben oder viel mit dem 'offbalance' arbeiten, stimulieren diese automatischen, tieferen Reaktionen und lassen dabei die höheren Zellen frei für Kreativität und bewußte Gedanken.*"[71]

Um zu verdeutlichen, wie es durch die beschriebene Stimulation des Gleichgewichtssytems zum Flowerleben kommen kann, soll an dieser Stelle dem Zusammenhang zwischen dem Gleichgewichtssystem, den vestibulären Kernen und dem Kleinhirn nachgegangen werden.

71   Cohen 1993, S. 58

Wie in Teil A unter Punkt 3.2. dargestellt, werden die Informationen aus den Sinneszellen des Gleichgewichtsorganes an die vestibulären Kerne im Hirnstamm weitergeleitet. Diese sind eine Art Schaltzentrale für sensorische und motorische Prozesse, die **automatisch** und zum größten Teil unbewußt ablaufen. Die vestibulären Kerne stehen in Verbindung mit dem Kleinhirn, welches sich in der hinteren Region des Kopfes befindet. Das Kleinhirn kann als nebengeordnetes Kontrollorgan für die gesamte Körpermotorik angesehen werden. Alle Nachrichten aus den Sinnesorganen, also die Informationen des Gleichgewichts-, des Tast- und des propriozeptiven Sinnes werden an das Kleinhirn weitergeleitet und dort aufeinander abgestimmt. Auch die Befehle, die von der Großhirnrinde an die Muskulatur gegeben werden, laufen über das Kleinhirn und werden mit den Informationen aus den Sinnessystemen verknüpft. So werden alle Voraussetzungen für gut koordinierte Bewegungsabläufe geschaffen.[72]

Das Erlebnis, daß sich die Bewegungen verselbständigen, ist ein Ausdruck dafür, daß in solchen Momenten die Bewegungsorganisation umschaltet. Wenn viele Informationen aus den Sinneszellen des Gleichgewichtsorganes einströmen und die Bewegungsreaktionen sehr schnell passieren müssen, ist der Weg der Bewegungsplanung über das Großhirn zu langsam und aufwendig. Viele Informationen müssen in kurzer Zeit möglichst schnell verarbeitet werden. In solchen Situationen bekommt das Kleinhirn sozusagen die Autonomie über die Bewegungssteuerung. Dadurch entsteht das Gefühl, daß die Bewegungen sich verselbständigen. Cohen drückt das folgendermaßen aus: *„Beim Spiel mit dem Unerwarteten muß man wach bleiben, um sich selbst zu schützen. Niedere Hirnzellen werden automatisch stimuliert, wenn viele Informationen in kurzer Zeit verarbeitet werden müssen, z. B. während eines unerwarteten Falls."*[73] Darauf sind auch die Aussagen von Heiner zurückzuführen, wenn er beschreibt, daß sich seine Körperteile *„alle autonom bewegen können"* und seine Bewegungen

---

72   vgl. Zimmer 1995, S. 36
73   Cohen 1993, S. 59

*„so was Geschmeidiges und Autonomes"* bekommen.

Goleman zeigt auf, daß im Zustand des Fließens die kortikale Erregung nachläßt und das Gehirn in einen entspannten Zustand kommt. In solchen Momenten ist die Aufmerksamkeit ganz und gar auf die momentane Tätigkeit konzen-
triert, so daß Alltagssorgen und andere Gedanken verschwinden. Das läßt das
Gefühl des 'völligen Eintauchens' in eine Tätigkeit entstehen. *„Die schwierig-*
*sten Aufgaben werden mit minimaler geistiger Energie erledigt. Beim Fließen*
*befindet sich das Gehirn in einem 'gelassenen' Zustand, Erregung und Hemmung*
*seiner neuralen Schaltung sind auf die Forderungen des Augenblicks abge-*
*stimmt. Wenn Menschen sich mit Tätigkeiten befassen, die mühelos für eine*
*Weile ihre Aufmerksamkeit fesseln, 'beruhigt' sich das Gehirn in dem Sinne, daß*
*die kortikale Erregung nachläßt."*[74]

Auch Straus spricht von einer *„Verlagerung des Ichs in Beziehung zum Körper*
*schema."*[75] Das Ich, das in unseren alltäglichen Handlungen zwischen den
Augen repräsentiert ist, sinkt im Moment des Tanzens in den Rumpf hinunter.
Das geschieht dadurch, daß beim Tanzen der Rumpf viel mehr bewegt wird, als
in alltäglichen Bewegungshandlungen, wie z. B. dem normalen Gehen. Ähnliche Aussagen trifft Heiner bezüglich seines Körperbewußtseins. Er beschreibt,
daß sein Körperbewußtsein *„ein Stückchen runtergerutscht sei"*[76], vom Kopf in
die Arme, den Rumpf und die Beine. Auch den Zustand beim Improvisieren
beschreibt er als einen Prozeß, bei dem *„es sozusagen runtersinkt, raus aus dem*
*Kopf".*[77] Es läßt sich vermuten, daß es sich hier um ein ähnliches Phänomen wie
dem oben beschriebenen handelt. In Momenten von 'Flow' verändert sich die
Wahrnehmung- und Handlungsweise. Das reflektorisch-analytische Denken

---

74   Goleman 1997, S. 122
75   Straus 1960, S.167
76   vgl. Darstellung der Ergebnisse, S. 53
77   vgl. Darstellung der Ergebnisse, S. 86

wird losgelassen und tritt in den Hintergrund, so daß die Tanzenden oder Musizierenden ganz in ihre momentane Tätigkeit eintauchen können.

2. Zeit- und Raumbewußtsein verändern sich

Wenn die TeilnehmerInnen beim Tanzen oder Musizieren in Fluß kommen, verändert sich ihr Zeitgefühl. Sie scheinen die Zeit zu vergessen und denken weder an die Zukunft noch an die Vergangenheit.[78] Nach Straus läßt sich die Veränderung der Zeitwahrnehmung auf das präsentische Erleben zurückführen, das dem Tanzen zugrunde liegt. Es zeichnet sich durch die Erfahrung, *„ganz gegenwärtig, nur gegenwärtig zu sein"* aus.[79] Vergangenheit und Zukunft sind dabei ausgeblendet. Es gibt keinen definierten Anfangs- und Endpunkt im Handeln, keine historische Zeit. Auch Csikszentmihalyi weist darauf hin, daß sich in Momenten von 'Flow' die Zeitwahrnehmung verändert. Die objektiv meßbare Zeit wird während Flow-Aktivitäten bedeutungslos. Subjektiv erlebte Zeit und objektiv meßbare Zeit weichen deutlich voneinander ab.[80]

3. Inspiration und Kreativität ereignen sich

*„Flow treibt Individuen zu Kreativität und ungewöhnlichen Leistungen an."*[81] Das hat Csikszentmihalyi durch eine Befragung von Künstlern, Ärzten, Sportlern und Wissenschaftlern herausgearbeitet. Die Menschen scheinen einen großen Drang danach zu haben, *„etwas Neues zu entwickeln oder zu entdecken."*[82] Auch die TeilnehmerInnen fühlen sich in Momenten von 'Flow' zu musikalischen Improvisationen inspiriert. Sie bemerken, daß *„die Phantasie leichter in Gang"* kommt und daß *„sie viel mehr danach schauen, was mit ihrer*

---

78   vgl. Darstellung der Ergebnisse, S. 96
79   Straus 1960, S. 176
80   Csikszentmihalyi 1992, S. 95
81   Csikszentmihalyi 1997, S. 279
82   Csikszentmihalyi 1997, S. 159

*eigenen Kreativität los ist"*. Sie haben die Lust entdeckt, etwas Neues und Eigenes zu produzieren. Wie läßt sich Kreativität charakterisieren und welche Umstände sind begünstigend dafür, daß ein Mensch kreativ werden kann?

Ein entscheidender Aspekt von Kreativität liegt darin, daß sie nicht planbar oder machbar ist. Sie scheint eher zu passieren, wenn die erforderlichen Umstände dafür geschaffen sind. Viele Künstler beschreiben, daß ihnen die besten Ideen in unerwarteten Momenten kommen oder daß sie sich eine bestimmte Atmosphäre schaffen müssen, um kreativ werden zu können. Das Tanzen scheint Jonas in einen Zustand zu versetzen, in dem er besonders gut kreativ werden kann. Er hat einen letzten *„intellektuellen Gedanken"*, dann *„sprudelt es nur noch aus ihm raus"*, er ist vom *„Klang berauscht"* und *„die Atmosphäre ändert sich"* für ihn. Besonders interessant dabei ist der Ausdruck 'raussprudeln'. Es scheint so, als ob in solchen Momenten eine Quelle der Kreativität angezapft wird. Er muß sich gar nicht groß um seine Inspiration bemühen, die Musik fließt einfach aus ihm heraus. Auch Heiner spricht davon, daß bei seinen Improvisationen *„Dinge entstehen, keine Ahnung woher die kommen, es entsteht einfach"*. Kreativität scheint ein Prozeß zu sein, bei dem das Unbewußte eine wichtige Rolle spielt. Auch Brodbeck weist darauf hin, daß wir Kreativität *„nicht einfach machen"* oder *„bewußt herstellen"* können.[83] Aber wir können entsprechende Vorbedingungen dafür schaffen, daß sie sich ereignen kann. *„Diese Ideen kommen nur, wenn wir sie zulassen, wenn wir ihnen Raum geben. Wir müssen offen sein für die Idee."*[84]

Eine wichtige Voraussetzung für Kreativität liegt darin, daß Bewertungen und Beurteilungen, die den kreativen Prozeß behindern, in den Hintergrund treten. Das ist, wie oben beschrieben, in Momenten von 'Flow' der Fall. Von daher begünstigen Flowerfahrungen die Kreativität. Heiner charakterisiert den

---

83   Brodbeck 1995, S. 22
84   a.a.O.

Zustand des Improvisierens damit, daß *„nichts mehr beurteilt und bewertet"* wird. Für Brodbeck ist es *„zur Förderung der Kreativität unabdingbar, die Bewertung erst einmal auszuschalten."* [85] Er betont die Bedeutung von Spielräumen, die geschaffen werden müssen, damit sich Kreativität ereignen kann. *„Wenn man etwas Neues entdecken möchte, dann muß man erst mal eine Situation schaffen, in der ein Spiel-Raum entsteht. Ein Spiel-Raum, in dem sich etwas Neues entfalten kann."* [86] Für Csikszentmihalyi ist *„spielerisches und zweckloses Verhalten für die Entwicklung kreativer Fähigkeiten notwendig".*[87] Nach Üexküll kann so ein Spielraum auch im Zusammenhang mit einer 'Regression im Dienste des Ichs' entstehen. Er weist darauf hin, daß 'Neuentwicklungen' nicht durch *„logisch-diskursives Denken geschähen, sondern durch Regressionen im Dienste des Ichs, das heißt durch den Rückgriff auf vorbewußte metaphorische Aspekte."* [88] Das klingt auch bei Heiner an, der beim Tanzen und bei seinen Musikimprovisationen etwas 'Urkindliches' wiederentdeckt, etwas, was uns *„vielleicht verloren gegangen ist oder einfach sehr verstümmelt ist, aber was absolut seine Daseinsberechtigung hat und einen enorm bereichert."* [89]

Ein weiterer Aspekt von Kreativität liegt in dem Ausbrechen aus gewohnten Denk- und Wahrnehmungsmustern. Schon in der anderen Wahrnehmung, in dem anderen Erleben von Bewegung liegt ein kreatives Potential. In dem Moment, wo z. B. Friederike anfängt, ihre Bewegungen zu genießen, bekommen ihre Bewegungen eine neue Dimension, eine andere Bedeutung und ermöglichen ihr, den Weg von A nach B zu genießen. Rumpf hat sich in seinen Werken intensivst damit auseinander gesetzt, wie Routinen und Wahrnehmungsgewohnheiten die Ursache dafür sind, daß Menschen ihr Leben und ihre Handlungen nicht mehr spüren. Seiner Meinung nach müssen Menschen aus ihren

85    Brodbeck 1996, S. 8
86    a.a.O.
87    Csikszentmihalyi 1997, S. 51
88    Üexküll 1994, S. 114
89    vgl. Darstellung der Ergebnisse, S. 83

Wahrnehmungsgewohnheiten ausbrechen, um sich und die Welt wieder neu wahrnehmen zu können. Rumpf macht anschaulich, wie z. B. durch das Innehalten bei einer gewohnten Bewegung wie der des Gehens, eine neue Bewegungserfahrung möglich wird. *„Diese Unterbrechung des Erwarteten erzeugt eine merkwürdige Intensität der Bewegung, des Körpergewahrens. Und das ist ein Beispiel, wie sich die Aufmerksamkeit von der Zurücklegung einer Wegstrecke auf die Bewegung selbst verlagern läßt. Solche Verlagerung entzieht Routinen Kraft.*" [90] Auch Brodbeck betont den Aspekt der neuen anderen Wahrnehmungsweise. *„Wir bezeichnen eine Handlung oder ein Produkt aus folgenden Gründen als 'kreativ': wenn wir etwas auf neuartige Weise wahrnehmen, fühlen, erkennen oder denken.*" [91] Das erfährt auch Heiner beim Tanzen, wenn sein Körper anfängt, *„etwas viel Bunteres darzustellen, als so was Eindimensionales und Langweiliges.*" [92]

---

90    H.Rumpf 1987, S.175
91    H. Brodbeck 1996, S. 30
92    vgl. Darstellung der Ergebnisse, S. 63

# Schlußbetrachtung

Für mich war es wie ein Geschenk, daß ich dieses Projekt mit Hilfe eines Stipendiums im Rahmen des HSP III durchführen konnte. So hatte ich die Möglichkeit, meiner Faszination über Kontaktimprovisation anhand einer Forschungsarbeit nachzugehen.

Das Projekt wurde an der Hochschule für Musik und Theater in Hamburg durchgeführt. Ich kann mir allerdings gut vorstellen, daß die Tanzform Kontaktimprovisation auch für andere pädagogische oder therapeutische Einrichtungen von Interesse ist. Die Arbeitsweise müsste dann auf das jeweilige Arbeitsfeld zugeschnitten werden. Mit dieser Arbeit möchte ich insbesondere die Pädagogik dazu anregen, Erfahrungsräume zu schaffen, in denen der eigene Körper durch vielfältige Bewegungsmöglichkeiten erfahren werden kann. Das Sozialverhalten entwickelt sich vor allem über den Körper und die Bewegung. Durch die Kontaktimprovisation kann das 'Miteinander - Umgehen' auf körperliche und spielerische Art und Weise neu gelernt und belebt werden.

Abschließen möchte ich mit den Worten des Kontakttänzers Daniel Lepkoff:

*„Ich erinnere mich an das Gefühl, während des Tanzens buchstäblich in eine andere Welt transportiert worden zu sein, eine Welt, in der ich fähig war, selbstbewußter zu sein als im Alltag. ... Was ich hier erlebte war nicht 'Tanz', sondern 'Leben'. Die Kräfte während dem Spiel zwischen zwei tanzenden Menschen sind dieselben, die im Alltag existieren. Das starke Ich, das ich in der Kontaktimprovisation erfahren habe, war nichts anderes als mein Selbst. Ich war der allzeit gegenwärtigen Herausforderung überlassen, dieses starke Selbst auch im Alltag zu verwirklichen, wie auch der Verpflichtung, eine gesunde und echte Gemeinschaft mit den Menschen zu erreichen, die mir Tag für Tag begegnen. Ich glaube, daß dies eine universelle Aufgabe für alle Menschen dieser Erde ist - doch habe ich gerade aus der Arbeit mit der Kontaktimprovisation viel Kraft und Energie erhalten."*

# Danksagung

Ich danke Frau Prof. Dr. Juliane Ribke, die diese Arbeit betreut hat und mir bei der Durchführung des Projektes und insbesondere beim Schreiben der Dokumentation mit ihrem Wissen zur Seite stand und mir wichtige Hilfestellungen gegeben hat.

Besonders danken möchte ich Anke Böttcher-Poetsch für die inhaltliche und emotionale Unterstützung während des gesamten Arbeitsprozesses wie auch für das Gegenlesen der Manuskripte.

Mein Dank gilt auch den MusikstudentInnen, ohne deren Interesse und Einsatz ich dieses Projekt nicht hätte durchführen können.

Gabriele Wittmann und Stina K. Bollmann danke ich für das Korrekturlesen und den regen inhaltlichen Austausch über Kontaktimprovisation. Torsten Koschützke danke ich für seinen unermüdlichen Einsatz beim Korrigieren und Layouten dieser Arbeit. Nicoletta Molnar danke ich für die Erstellung des End-Layouts. Zusammen mit Hartmut Sebel habe ich das Video 'Kontaktimprovisation und Musikalität' erstellt. Ich danke ihm für diese Zusammenarbeit und den enormen zeitlichen Einsatz, den er dafür aufgebracht hat.

# Literaturverzeichnis

Ackermann, D.:          Die schöne Macht der Sinne, München 1991

Brinkmann, U.:          Neue Bewegung im Tanz, Frankfurt 1990

Brodbeck, K. H.:        Entscheidung zur Kreativität, Darmstadt 1995

Brodbeck, K. H.:        Ist Kreativität erlernbar?
                        Vortrag bei der Mitgliederversammlung der VHS,
                        Heidelberg 1996

Buytendijk, F. J. J.:   Zur allgemeinen Psychologie des Tanzens, in:
                        Die Leibeserziehung, 3/ 1955

Cohen, B. B.:           Sensing, Feeling and Action, Northampton1993

Cords, S.:              Bewegung und Tanz als Lernchance für Erwachsene
                        am Beispiel der Kontaktimprovisation,
                        unveröffentlichte Diplomarbeit an der
                        Universität Bremen, Fachbereich Weiterbildung 1995

Csikszentmihalyi, M.:   Flow, Das Geheimnis des Glücks, Stuttgart 1992

Csikszentmihalyi, M.:   Kreativität, Stuttgart 1997

Decker-Voigt, H.:       Aus der Seele gespielt, München 1991

Friedemann, L.:         Gemeinsame Improvisation auf Instrumenten,
                        Kassel 1964

Fritsch, U.:            Tanz, Bewegungskultur, Gesellschaft, Frankfurt 1988

Goleman, D.:            Emotionale Intelligenz, München 1997

Held, M. / Geißler A.:  Von Rhythmen und Eigenzeiten, Stuttgart 1995

Heyer, F.:              Der Tanz in der modernen Gesellschaft,
                        Hamburg 1958

Kästner, I.:            Rhythmik und Tanz in der Grundschule,
                        HfMT Hamburg 1993

Konrad, R.:            Erziehungsbereich Rhythmik, Regensburg 1984

Hoffmann-Axthelm:      Sinnesarbeit, Nachdenken über Wahrnehmung,
                        Frankfurt/Main, 1984

Kaltenbrunner, T.:     Contactimprovisation, Aachen 1998

Kleining, G.:          Qualitativ-heuristische Sozialforschung,
                        Hamburg 1994

Mayring, P.:           Einführung in die qualitative Sozialforschung,
                        München: Psychologie Verlags-Union, 1990

Montagu, A.:           Körperkontakt, Stuttgart 1974

Noglik, B.:            Klangspuren, Wege improvisierter Musik,
                        Frankfurt am Main 1992

Nowack, C.:            Sharing the Dance, The University of Wisconsin
                        Press, Madison, Wisconsin 1990

Ribke, J.:             Elementare Musikpädagogik, Regensburg 1995

Rumpf, H.:             Die übergangene Sinnlichkeit, München 1981

Rumpf, H.:             Belebungsversuche. Ausgrabungen gegen die
                        Verödung der Lernkultur, München 1987

Sacks, O.:             Der Tag, an dem mein Bein fortging, Hamburg 1991

Seewald, J.:           Leib und Symbol, München 1992

Spitz, R.:             Vom Säugling zum Kleinkind, Stuttgart 1967

Stern, D. N.:          Die Lebenserfahrungen des Säuglings, Stuttgart 1992

Strauss, A.:           Grundlagen qualitativer Sozialforschung,
                        München 1994

Straus E.:             Vom Sinn der Sinne. Ein Beitrag zur Grundlegung der
                        Psychologie, Berlin 1978

Straus, E.:              Psychologie der menschlichen Welt, Berlin 1960

Thiele, J.:              Körpererfahrung - Bewegungserfahrung -
                         Leibliche Erfahrung, Sankt Augustin 1996

Thielebein, P.:          Die Entwicklung der Contact Improvisation als eine
                         Form des zeitgenössischen Tanzes,
                         unveröffentlichte Diplomarbeit an der Universität
                         Hildesheim, Fachbereich Kulturpädagogik 1994

Vroon, P.:               Drei Hirne im Kopf, Zürich 1993

Zimmer, K.:              Das Leben vor dem Leben, München 1984

Zimmer, R.:              Handbuch der Bewegugserziehung, Freiburg 1993

Zimmer, R.:              Die Kinder stark machen, in: Kinder- und
                         Jugendarbeit im Sport, R. Zimmer (Hrsg),
                         Aachen 1998